U0212408

二甲双胍与糖尿病治疗
——百问百答

主　编　朱大龙　母义明

主　审　余学锋

人民卫生出版社
·北　京·

版权所有，侵权必究！

图书在版编目（CIP）数据

二甲双胍与糖尿病治疗：百问百答 / 朱大龙，母义明主编 . —北京：人民卫生出版社，2021.1（2021.9重印）

ISBN 978-7-117-31127-4

Ⅰ.①二… Ⅱ.①朱…②母… Ⅲ.①降血糖药 — 应用 — 糖尿病 — 诊疗 — 问题解答 Ⅳ.①R587.1-44

中国版本图书馆 CIP 数据核字（2021）第 008644 号

| 人卫智网 | www.ipmph.com | 医学教育、学术、考试、健康，购书智慧智能综合服务平台 |
| 人卫官网 | www.pmph.com | 人卫官方资讯发布平台 |

二甲双胍与糖尿病治疗——百问百答
Erjiashuanggua yu Tangniaobing Zhiliao——Baiwenbaida

主　　编：朱大龙　母义明
出版发行：人民卫生出版社（中继线 010-59780011）
地　　址：北京市朝阳区潘家园南里 19 号
邮　　编：100021
E - mail：pmph @ pmph.com
购书热线：010-59787592　010-59787584　010-65264830
印　　刷：北京华联印刷有限公司
经　　销：新华书店
开　　本：787 × 1092　1/32　印张：5
字　　数：64 千字
版　　次：2021 年 1 月第 1 版
印　　次：2021 年 9 月第 3 次印刷
标准书号：ISBN 978-7-117-31127-4
定　　价：69.00 元

打击盗版举报电话：010-59787491　**E-mail：**WQ @ pmph.com
质量问题联系电话：010-59787234　**E-mail：**zhiliang @ pmph.com

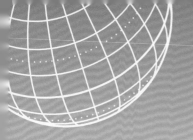

编委会

主　编　朱大龙　母义明

主　审　余学锋

副主编　洪天配　郭立新　陈莉明

编　者（按姓氏笔画排序）

马建华　包玉倩　母义明　匡洪宇

毕　艳　朱大龙　苏　青　李小英

时立新　陈　丽　陈莉明　单忠艳

赵家军　洪天配　秦贵军　郭立新

姬秋和　章　秋　薛耀明

主编简介

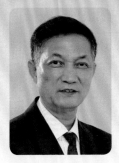

朱大龙

医学博士,二级主任医师,教授。南京大学、北京协和医学院、南京医科大学博士生导师、博士后导师,南京鼓楼医院内分泌科主任,享受国务院政府特殊津贴。

现任中华医学会糖尿病学分会主任委员,中国医师协会内分泌代谢科医师分会副会长,江苏省医学会内分泌学分会主任委员。兼任 *Journal of Diabetes* 副主编、*Endocrine Reviews* 中文版主编及 *Diabetes Care* 中文版、*Diabetes* 中文版副主编。

在 *Lancet Diabetes Endocrinol*、*J Hepatol*、

Diabetes Care、*Diabetes*、*Diabetologia*、*The Journal of Clinical Endocrinology & Metabolism* 等杂志以第一及通讯作者发表 SCI 论文 77 篇。研究成果获江苏省科学技术奖二等奖 2 项、中华医学科技奖三等奖、江苏医学科技奖二等奖、江苏省医学新技术引进奖二等奖、中国胰岛素分泌研究组胰岛素分泌研究成就奖、2012 年、2014 年及 2018 年度中国糖尿病十大研究最具影响力研究奖。荣获国之名医·卓越建树、十大医学促进专家荣誉称号、江苏省医师协会医师奖等。

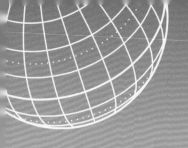

主编简介

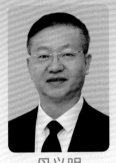

母义明

医学博士,主任医师,教授。清华大学医学院教授,博士生导师,中国人民解放军总医院第一医学中心内分泌科主任。

中华医学会内分泌病学分会第十届主任委员,中国医师协会内分泌代谢科医师分会候任会长,北京医学会内分泌学分会主任委员,中国人民解放军医学会内分泌专业委员会主任委员。

《中华内科杂志》《中华内分泌代谢杂志》《中国医学前沿杂志(电子版)》和《中国实用内科杂志》副主编,《药品评价》和《国际糖尿病》主编。

在 SCI 期刊发表论文 220 余篇,国内核心期刊发表论文 300 余篇。承担国家重大科学研究计划项目 3 项和国家自然科学基金 4 项,2008 年获得全军杰出青年科学基金。2012 年和 2018 年被中华医学会授予"杰出贡献奖"。

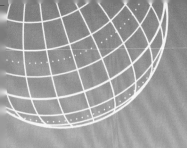

前　言

　　糖尿病是一种常见的内分泌代谢疾病,中国是糖尿病患者最多和患病率增长最快的国家之一,目前我国有 1.164 亿糖尿病患者,位居世界首位,人数庞大的糖尿病人群,给国家带来了沉重的健康和经济负担。为此,国务院印发的《健康中国行动(2019—2030 年)》将糖尿病防治列入专项行动,明确提出了糖尿病规范管理的目标,即在 2022 年和 2030 年,糖尿病患者规范管理率分别达到 60% 及以上和 70% 及以上。在糖尿病教育与管理已经提升到国家政策支持的时代背景下,降糖药物的规范、合理应用越来越受到重视。自 1957 年由法国 Jean Sterne 教授首次临床应用至今,二甲双胍经过了 60 余载风雨洗礼。二甲双胍在中国已有 30 余年的应用经验。近年来，随着相关研究的不断深入，多项研究发现，二甲双胍在降糖疗效、心血管获益、安全性、依从性和长期用药经验等方面均能满足糖尿病患者的需求，在多个国内外相关 2 型糖尿病指南、共识中，二甲双胍均被定位于糖尿病治疗的首选和全程药物之一。

研究提示，尽管二甲双胍被多项权威指南推荐为一线治疗药物，却仅有 58% 的 2 型糖尿病患者在起始治疗时选择了二甲双胍。鉴于临床医生和患者对二甲双胍的认识可能还存在误区或不足，其规范运用水平需进一步提高，二十位糖尿病领域的知名专家编写了本书，针对临床应用二甲双胍过程中容易存在误区的热点问题进行了详细的解答。

本书包括历史篇、作用机制篇、剂量剂型篇、临床疗效篇、糖尿病并发症篇、特殊人群篇、安全篇和降糖外作用篇八部分，问答形式解答了二甲双胍与糖尿病治疗中的热点问题，并反映了糖尿病诊疗领域发展的动态和新进展，对正确认识、合理应用二甲双胍和科学防控糖尿病等工作有着重要的指导意义。

全书注重科学性与实用性相统一,通俗易懂,不仅适用于各级临床医护人员、营养师、糖尿病教育学者和高等医药院校学生,而且对于糖尿病患者和关注健康的普通大众也有重要的科普价值。在本书的编写过程中,有幸得到了许多相关学科专家同道的大力支持和协助,使之更具权威性、科学性和实用性。我们衷心希望《二甲双胍与糖尿病治疗——百问百答》能够助力提升中国糖尿病管理和教育的水平,有效预防和控制糖尿病,为健康中国早日到来贡献一份绵薄之力。

二甲双胍临床应用专家组

2020年11月

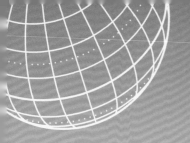

目　录

历史篇

作用机制篇

剂量剂型篇

临床疗效篇

糖尿病并发症篇

安全篇

降糖外作用篇

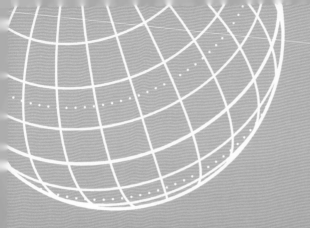

历史篇

Q 第一问 二甲双胍是如何发现的?

A 答:中世纪时,已有人发现当时常用的一种草药——山羊豆(法国紫丁香),具有缓解糖尿病患者多尿症状和降低尿糖的作用。第一次世界大战爆发之前,有学者从山羊豆中提取出山羊豆素(化学结构为异戊烯胍),但因为肝毒性太大而无法在临床使用。20世纪前半叶,许多胍类衍生物相继被合成,包括苯乙双胍、丁双胍及二甲双胍[1,2]。二甲双胍是1922年由Werner和Bell首次合成的。1957年,随着二甲双胍的首次临床应用,人类与糖尿病抗争的历史翻开了崭新的一页。

Q 第二问 二甲双胍什么时候被批准用于临床?

A 答:二甲双胍1957年开始应用于临床。

二甲双胍1957年在法国被批准作为胰岛素

的替代药物上市，1958 年在英国获批，1972 年进入加拿大，1994 年被美国食品药品监督管理局（Food and Drug Administration，FDA）批准在美国上市，1995 年正式开始在美国销售[3]；2004 年，欧盟正式批准二甲双胍用于治疗 10 岁及以上 2 型糖尿病患者[3,4]。二甲双胍在中国被批准的时间为 20 世纪 80 年代。

Q 第三问　二甲双胍什么时候被权威指南推荐为 2 型糖尿病治疗的一线药物？

A 答： 2005 年开始，全球的各种 2 型糖尿病诊疗相关指南中，二甲双胍被推荐为治疗 2 型糖尿病的一线用药。

　　2005 年，几乎所有 2 型糖尿病诊疗相关指南均推荐对超重 / 肥胖患者首选二甲双胍治疗。由国际糖尿病联盟（International Diabetes Federation，IDF）在《全球 2 型糖尿病指南》[5]（*Global Guideline For Type 2 Diabetes*）中首先推荐："除非是有肾功能损害的证据或风险,应起始二甲双胍治疗""当二甲双胍无法控糖达标时,加用磺脲类"。

2006 年美国糖尿病学会(American Diabetes Association,ADA)和欧洲糖尿病学会(European Association for the Study of Diabetes,EASD)对二甲双胍的推荐更为直接,直接将二甲双胍列为首选的治疗药物,而磺脲类、胰岛素及噻唑烷二酮类药物(thiazolidinediones,TZDs)均为二线药物[6]。

2011 年《中国 2 型糖尿病防治指南(2010 年版)》[7]开始推荐 2 型糖尿病药物治疗的首选药物是二甲双胍。如果没有禁忌证,二甲双胍应一直保留在糖尿病的治疗方案中,不适合二甲双胍治疗者可选择胰岛素促泌剂或 α - 糖苷酶抑制剂。

《中国 2 型糖尿病防治指南(2018 年版)》[8]继续推荐 2 型糖尿病药物治疗的首选是二甲双胍。若无禁忌证,二甲双胍应一直保留在糖尿病的治疗方案中。

Q 第四问　与新降糖药物相比,二甲双胍是否仍作为第一选择?

A 答:如无禁忌证,二甲双胍是 2 型糖尿病的一线治疗首选药物。

根据新近国内外糖尿病诊治指南推荐[8-11],二甲双胍依然是治疗 2 型糖尿病的首选药物和联合治疗方案中的基础治疗药物,且应一直保留在糖尿病治疗方案中。因为目前几乎所有新药临床试验均是在已经使用二甲双胍等降糖药的糖尿病患者中开展的。二甲双胍具有良好的单药 / 联合治疗的疗效和安全性证据、卫生经济学效益证据、明确的预防心血管并发症等临床证据,具有良好的安全性和耐受性,已成为全球治疗糖尿病的核心药物。

第五问　二甲双胍可以预防糖尿病的发生吗?

答:二甲双胍可以预防糖尿病并延缓糖尿病的发生。二甲双胍能降低糖尿病前期人群发生糖尿病的风险,具有良好耐受性和长期有效性。

　　糖尿病预防计划(Diabetes Prevention Program,DPP)随访研究[12]显示,与安慰剂组相比,强化生活方式干预组和二甲双胍组,10 年内糖尿病的发生率分别降低了 34% 和 18%。因此预防糖尿病最好的方式就是改变生活方式和加强体育锻炼,如果改变生活方式仍然不能有效控制糖尿病,在征求患者同意的情况下,可以给予二甲双胍预防(目前中国尚未批准二甲双胍用于预防糖尿病)。

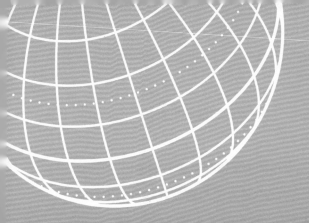

作用机制篇

第六问　二甲双胍降糖的机制是什么？

答： 二甲双胍主要通过减少肝糖输出、改善胰岛素抵抗、降低小肠内葡萄糖吸收和激活腺苷酸活化蛋白激酶（Amp-activated protein kinase，AMPK）而降低血糖[8-10]。

二甲双胍改善高血糖的主要机制包括：①作用于肝脏，抑制糖异生，减少肝糖输出；②作用于外周组织（肌肉和脂肪），改善肌肉糖原合成，降低游离脂肪酸，提高胰岛素敏感性，增加对葡萄糖的摄取和利用；③作用于肠道，抑制肠壁细胞摄取葡萄糖，提高胰高糖素样肽 1（glucagon-like peptide-1，GLP-1）水平；④激活 AMPK，改善肌肉、脂肪、肝脏的能量代谢。

第七问　二甲双胍改善胰岛素抵抗的作用机制是什么？

答： 二甲双胍可通过重新促进外周组织（如肌

肉和脂肪等)摄取和利用葡萄糖从而起到改善胰岛素抵抗的作用。

胰岛素抵抗是指机体对一定量胰岛素的生物学反应低于预计正常水平的一种现象,通俗讲就是体内胰岛素的作用变差了。我们知道胰岛素的主要工作是"指挥"肌肉和脂肪等组织细胞摄取血液中的葡萄糖,这一作用可以维持血糖正常,防止血糖过高。一旦人体出现了胰岛素抵抗,胰岛素的调控能力就下降了,特别是骨骼肌就"不听话"了,胰岛素"让"骨骼肌"吃糖",骨骼肌偏偏不"认真吃"[13-15]。

Q 第八问　二甲双胍可否改善肠道菌群失调?

A 答:研究显示二甲双胍可以改善肠道菌群失调。

健康人的肠道菌群中富含促进有益代谢产物[如短链脂肪酸(short-chain fatty acids,SCFA)]生成的菌群。2型糖尿病患者中这些菌群的数量、丰度及功能均明显低于健康人。二甲双胍可以提高 2 型糖尿病患者肠道中产生 SCFA 的菌群丰度[16]。同时二甲双胍可激活 AMPK,继而通过多条通道调节代谢平衡[17]。

> **小知识:** 短链脂肪酸的定义与作用:短链脂肪酸(short-chain fatty acids,SCFA)指碳原子数为 1~6 的脂肪酸,主要包括丙酸和丁酸。SCFA 经肠道上皮细胞吸收,与受体结合诱导调节性 T 淋巴细胞的分化,进而抑制炎症反应并促进组织损伤修复,有利于维持肠道的完整性和能量平衡[16]。SCFA 还可以促进 GLP-1 和酪酪肽(peptide YY,PYY)的分泌,从而调节代谢平衡并控制食物摄取[18]。

Q 第九问 二甲双胍可否改善患者的胰岛 β 细胞功能?

A 答: 二甲双胍可改善成人 2 型糖尿病患者的胰岛 β 细胞功能。

有研究提示,二甲双胍能够改善非肥胖、新诊断2型糖尿病患者的胰岛 β 细胞功能[19]。细胞和动物研究[20,21]显示二甲双胍并不能直接改善β 细胞的功能,但临床研究提示接受胰岛素治疗的 2 型糖尿病患者加用二甲双胍,有助于改善胰岛 β 细胞功能,机制可能与降低糖毒性、脂毒性及增加肠促胰岛素分泌有关[22,23]。

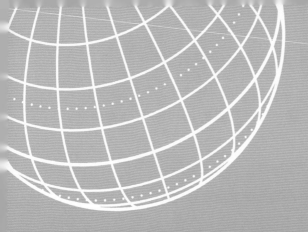

剂量剂型篇

第十问　二甲双胍的药代动力学有哪些特点？

答： 不同剂型的二甲双胍药代动力学存在一定差异。

口服二甲双胍主要在小肠吸收。二甲双胍普通片的绝对生物利用度为50%~60%，同时进食略减少药物的吸收速度和吸收程度，中位达血药峰浓度时间为2.5h，平均血浆药物清除半衰期约为6.5h。二甲双胍几乎不与血浆蛋白结合，按照常用临床剂量和给药方案口服，可在24~48h内达到稳态血浆浓度。本品主要经肾脏排泄，口服本品后24h内肾脏排泄约为90%。

有研究显示，与二甲双胍普通片相比，二甲双胍缓释片使得二甲双胍的达峰时间从给药后2.5h迟至7h，同时两种剂型的吸收程度相当[24,25]。

Q **第十一问** 二甲双胍的起始剂量是多少？如何调整剂量？

A 答：二甲双胍的起始剂量一般为500~1 000mg/d。剂量调整原则是小剂量起始。

每1~2周在原有的基础上增加500mg，直至达到1 000mg、2次/d（早晚）的剂量。有些糖尿病患者可能会在剂量增加的过程中出现胃肠道不适的表现，此时可以退回到原来的胃肠道可以耐受的相对较小的剂量，暂缓加量。

Q **第十二问** 二甲双胍的最小、最大及最佳剂量分别是多少？

A 答：二甲双胍的最小剂量为500mg/d。二甲双胍普通片的最大剂量为2 550mg/d，缓释片的最大剂量为2 000mg/d。二甲双胍的最佳有效剂量为2 000mg/d。

Q **第十三问** 服用二甲双胍后血糖控制达标，可以减量吗？

A **答**：服用二甲双胍后血糖控制达标，一般不减量。

临床上经常可以见到一些2型糖尿病患者仅以二甲双胍单药治疗就可将血糖和糖化血红蛋白（hemoglobin，HbA1c）控制达标且未出现不良反应，如果减量导致血糖升高，提示不应该减少药物剂量。在一定剂量范围内，二甲双胍的作用强度与剂量相关，因此，减量可能减弱降糖强度。

Q **第十四问** 过量服用了二甲双胍，怎么办？

A **答**：服用少许过量二甲双胍者可通过多饮水、自行代谢清除，出现低血糖症状者需进食含糖食物，过量者则需血透。

单独服用二甲双胍不会导致低血糖[8]。由于二甲双胍不在肝脏代谢，经过肾脏代谢排泄，少许过量(超过了说明书要求的最大剂量),可多饮水,12~24h 肾脏清除 90%。过量服用(二甲双胍说明书有明确提示:二甲双胍服药量达到 8 500mg 即使没有发生低血糖,但在这种情况下会发生乳酸酸中毒)二甲双胍或肾功能不全[估算肾小球滤过率(estimated glomerular filtration rate,eGFR)< 50ml/(min·1.73m²)]服用正常剂量二甲双胍,则可能导致二甲双胍中毒,会诱发乳酸酸中毒,在良好的血流动力学状况下,二甲双胍可以 170ml/min 的速度透析清除[26,27]。因此,过量服用二甲双胍的患者通过血液透析可以清除蓄积的药物。

临床上应该遵循个体化给药原则,从小剂量起始,逐渐加量,按照药品说明书使用,可避免过量服用。

Q 第十五问　双胍类药物是否只有二甲双胍?

A 答:双胍类降糖药不是只有二甲双胍这一种。但是,目前仅有二甲双胍在临床应用。

二甲双胍并不是唯一的双胍类药物。除了二甲双胍以外，双胍类药物还有苯乙双胍（phenformin）和丁双胍（buformin），由于苯乙双胍和丁双胍都有导致乳酸酸中毒的风险，目前全世界绝大多数国家仅有二甲双胍在临床应用。

 第十六问　二甲双胍仿制药与原研药在疗效和安全性上是否有差别？

答：目前尚没有足够的证据说明二甲双胍仿制药与原研药在疗效和安全性上是否有差别。

中国市场上的二甲双胍除原研药格华止®（默克公司研发，包括普通片和缓释片）外，还有很多仿制药。近年来，国家药品监督管理局要求各仿制药必须开展和原研药的一致性评价。已有一些二甲双胍仿制药完成并通过了和原研药的一致性评价，评价主要集中在药代动力学方面。如果服用二甲双胍仿制药，应选择完成并通过了一致性评价的二甲双胍,避免服用没有完成一致性评价的药物。

Q 第十七问 二甲双胍有哪些剂型?不同剂型的疗效有区别吗?

A 答:中国二甲双胍单片制剂主要有普通片、缓释片和肠溶片等。不同剂型的二甲双胍在相同的剂量下,疗效相当。

二甲双胍单方制剂有普通片、肠溶片、肠溶胶囊、缓释胶囊和缓释片。

不同剂型的二甲双胍的主要区别在于口服以后在胃肠道内释放过程不同,比如普通片在胃内崩解释放;肠溶片在肠道内崩解释放;缓释片在胃肠道内缓慢释放。和普通片相比,缓释片一天服药 1 次和等剂量的普通片一天服用 2 次或 3 次的降糖效果和降低 HbA1c 能力相当,患者使用缓释片的依从性更好[28,29]。

第十八问 不同剂型的二甲双胍,服用方法有区别吗?

A 答:不同剂型的二甲双胍,服用方法有区别。

建议饭中或者饭后服用二甲双胍普通片和缓释片以减少胃肠道不适。建议饭前 30min 服用肠溶片,减少肠溶片在胃里的停留时间。可以降低胃肠道不适的发生率,还可尽快到达肠道发挥作用。

> **小知识:**二甲双胍普通片和缓释片在餐中或餐后服用都是可以的。

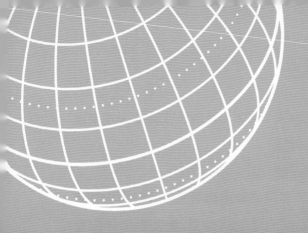

临床疗效篇

Q 第十九问 患者一经确诊糖尿病,就需要服用二甲双胍吗?

A 答: 患者确诊糖尿病后是否立即服用二甲双胍视患者的糖尿病类型、血糖水平等因素而定。

如果是 1 型糖尿病,一经确诊即需使用胰岛素而不是二甲双胍;如果是 2 型糖尿病,确诊后 HbA1c 超过 7.0% 且不存在二甲双胍禁忌证的患者应首选二甲双胍治疗(除非患者血糖特别高或出现了糖尿病急性并发症,这种情况下以胰岛素治疗为主);2 型糖尿病患者确诊后如果血糖水平不是很高(HbA1c 在 7.0% 以内),优先给予饮食和运动治疗,若 HbA1c 超过 7.0% 再给予降糖药物治疗,此时如无二甲双胍禁忌证,首选二甲双胍[8,9]。

Q **第二十问** 哪些人适用于二甲双胍？

A 答：二甲双胍首选用于单纯饮食控制及运动锻炼控制血糖无效的 2 型糖尿病患者；二甲双胍与其他口服降糖药联合使用，具有协同作用；1 型糖尿病或 2 型糖尿病患者，二甲双胍联合胰岛素治疗，可增加胰岛素的降血糖作用，还可降低胰岛素用量，防止低血糖发生。如无禁忌证，二甲双胍是治疗 2 型糖尿病的首选药物和联合治疗方案中的基础治疗药物，且应一直保留在糖尿病治疗方案中。

Q **第二十一问** 二甲双胍单药治疗糖尿病的降糖疗效如何？

A 答：二甲双胍具有可靠的降糖疗效，单药治疗可使 HbA1c 下降达 1.0%~2.0%。

临床研究[30]显示，在减去安慰剂效应后，二甲双胍单药治疗 29 周可降低空腹血糖

（fasting plasma glucose，FPG）3.2mmol/L、餐后血糖（postprandial glucose，PPG）4.0mmol/L、HbA1c 1.8%。在中国人群开展的安慰剂对照的临床研究[31]显示，每日1 000mg或每日1 700mg二甲双胍单药治疗可以使HbA1c分别降低0.7%和1.0%（去除安慰剂效应后）。

Q 第二十二问 只有超重或肥胖的糖尿病患者才适合服用二甲双胍吗？

A 答： 二甲双胍是超重或肥胖2型糖尿病患者的首选用药，但同样适用于体重正常的2型糖尿病患者，且疗效和不良反应与患者的体重指数（body mass index，BMI）无关。

临床研究[31-33]显示，二甲双胍在超重、肥胖、体重正常的2型糖尿病患者中应用疗效相当。因此，体重不能作为是否使用二甲双胍治疗的决定因素，对于超重、肥胖或体重正常的2型糖尿病患者，国内外主要糖尿病指南均推荐二甲双胍为治疗的首选用药。

Q **第二十三问** 什么情况下考虑二甲双胍起始联合用药方案?

A **答:**我国糖尿病防治指南推荐,二甲双胍单药治疗血糖控制不达标(HbA1c ≥ 7.0%),可联合第二种降糖药。

《中国 2 型糖尿病防治指南》[8]推荐,如果单独使用二甲双胍治疗,而血糖仍未达标,则可进行二联治疗,加用胰岛素促泌剂、α- 糖苷酶抑制剂、二肽基肽酶 4(dipeptidyl-peptidase 4,DPP-4)抑制剂、TZDs、钠-葡萄糖协同转运蛋白2(sodium-glucose cotransporter-2,SGLT-2)抑制剂、胰岛素或 GLP-1 受体激动剂。二甲双胍单药治疗且经充分的剂量调整后治疗 3 个月,如仍未达到个体化的血糖控制目标,可启动口服降糖药物二联治疗。国际绝大多数指南也是这样的推荐。

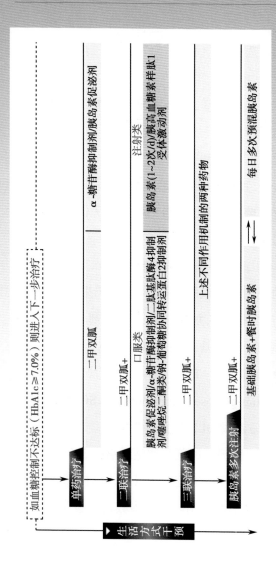

图 1 2 型糖尿病高血糖治疗简易路径

小知识：二甲双胍可与胰岛素促泌剂、α-糖苷酶抑制剂、DPP-4抑制剂、TZDs、SGLT-2抑制剂、胰岛素或GLP-1受体激动剂分别联合应用（图1）。

Q 第二十四问　二甲双胍联合磺脲类药物的疗效如何？

A 答：二甲双胍与磺脲类药物联合使用，降糖效力强，临床证据充分，但增加低血糖的风险和体重。

二甲双胍可改善胰岛素抵抗，减少肝糖输出；磺脲类药物属于胰岛素促分泌剂，可促进胰岛素分泌，两类药物联合，作用机制互补，具有更全面针对2型糖尿病的病理生理缺陷的特点，但磺脲类药物增加低血糖风险并且增加体重，在老年患者中应用尤其应注意。因此该联合方案较适用于年轻、初诊HbA1c较高和胰岛功能较好的非肥胖

2 型糖尿病患者[34]。

Q **第二十五问** 二甲双胍联合格列奈类药物的
疗效如何?

A 答:二甲双胍与格列奈类药物联合应用可
同时控制空腹和餐后血糖,但增加低血糖风险和
体重。

格列奈类药物是短效的胰岛素促泌剂,又被
称为餐时血糖调节剂,与二甲双胍联用具有协同
作用。该联合方案相对适用于饮食不规律、餐后
血糖高以及肾功能受损的 2 型糖尿病患者[34]。

Q **第二十六问** 二甲双胍联合 α - 糖苷酶抑制
剂的疗效如何?

A 答:二甲双胍与 α - 糖苷酶抑制剂联合可兼
顾空腹血糖和餐后血糖,减少血糖波动,减轻患者
体重,低血糖风险较小。

α-糖苷酶抑制剂主要控制餐后血糖。但可能会增加胃肠道不良反应。该联合方案较适用于餐后血糖控制差、血糖波动较大以及超重或肥胖的2型糖尿病患者[34]。

Q 第二十七问 二甲双胍联合噻唑烷二酮类药物的疗效如何?

A 答:二甲双胍与TZDs联合的降糖疗效确切,低血糖风险较小。

二甲双胍联合TZDs药物能更好地降低HbA1c,显著改善胰岛功能和胰岛素抵抗,但TZDs的不良反应为体重增加、升高低密度脂蛋白胆固醇。

该联合方案较适用于伴有明显胰岛素抵抗而血糖轻中度升高的2型糖尿病患者。值得注意的是TZDs的应用与充血性心力衰竭(heart failure,HF)和女性骨折风险的增加相关[34]。

Q 第二十八问　二甲双胍联合 DPP-4 抑制剂的疗效如何?

A 答:二甲双胍联合 DPP-4 抑制剂可有效降低 HbA1c 并兼顾空腹血糖和餐后血糖,低血糖风险小,对体重没有影响,患者的胃肠道不良反应少,耐受性良好[34]。

目前中国上市的 DPP-4 抑制剂包括 5 类。DPP-4 抑制剂降低餐后血糖的效果优于降低 FPG;两者联合治疗可针对 2 型糖尿病不同的病理生理学缺陷,发挥机制互补和协同增效的降糖作用。

Q 第二十九问　二甲双胍联合 SGLT-2 抑制剂的疗效如何?

A 答:二甲双胍联合 SGLT-2 抑制剂可进一步改善血糖控制和减轻体重,还可显著减少心衰等心血管事件,延缓糖尿病慢性肾脏病变的发生发展。

目前中国上市的 3 种 SGLT-2 抑制剂分别是卡格列净、达格列净和恩格列净。SGLT-2 抑制剂可有效抑制肾脏近曲小管 SGLT-2 的活性，减少肾小管上皮细胞对葡萄糖和钠的重吸收，增加尿中葡萄糖和钠的排泄从而能降低血糖、减少循环容量，故同时兼具减重和降压等多重作用。其常见不良反应是泌尿生殖系感染，在胰岛功能不好的患者中可诱发生酮症酸中毒。2 型糖尿病合并动脉粥样硬化性心血管病（atherosclerotic cardiovascular disease，ASCVD）或心血管高危因素的人群采用该联合方案获益更多[9,34]。

Q 第三十问　二甲双胍联合 GLP-1 受体激动剂的疗效如何？

A 答：二甲双胍联合 GLP-1 受体激动剂，可进一步降低 FPG 和 HbA1c，提高血糖达标率，

改善胰岛 β 细胞功能和胰岛素抵抗,降低体重和收缩压,且不增加严重低血糖发生的风险。部分 GLP-1 受体激动剂已获得 2 型糖尿病合并 ASCVD 或心血管高危因素人群心血管获益的证据[35,36]。

有 7 种 GLP-1 受体激动剂在中国大陆获批用于 2 型糖尿病的临床治疗。根据降糖作用时间,GLP-1 受体激动剂可分为日制剂和周制剂,前者包括利拉鲁肽、贝那鲁肽、艾塞那肽和利司那肽,其半衰期较短,一般需要 1~3 次 /d 皮下注射;周制剂包括艾塞那肽微球、度拉糖肽和洛塞那肽,其半衰期较长,一般需要每周 1 次皮下注射。

 第三十一问　二甲双胍联合胰岛素的疗效如何?

A 答:二甲双胍联合胰岛素可以进一步改善血糖控制和减少胰岛素用量,并减少胰岛素治疗引起的体重增加和低血糖风险。

二甲双胍可以增强肝脏和肌肉组织的胰岛素敏感性,采用口服降糖药联合治疗血糖控制不佳的 2 型糖尿病患者启动胰岛素治疗后应保留二甲双胍。

Q 第三十二问　二甲双胍固定剂量复方制剂的种类有哪些?

A 答:目前临床常见的二甲双胍固定剂量复方制剂(fixed dosed combination,FDC)有格列本脲二甲双胍、格列吡嗪二甲双胍、吡格列酮二甲双胍、西格列汀二甲双胍、沙格列汀二甲双胍、维格列汀二甲双胍和利格列汀二甲双胍等。

近年来,已经出现了多种降糖药 FDC,糖尿病相关指南也建议使用固定复方制剂,以期进一步提高达标率。固定复方制剂的出现是糖尿病治疗学的需求,体现了糖尿病治疗理念的发展。

小知识: FDC 是指两种或两种以上的不同类别的药物混合而成的制剂。

 第三十三问 二甲双胍固定剂量复方制剂有哪些优势和局限性?

A 答:复方降糖制剂使用固定剂量降糖药物联合治疗可使患者的依从性更高。尽管调整剂量不方便会导致缺乏灵活性,但是能满足相当一部分患者的临床需求。

二甲双胍 FDC 上市为临床提供了更多选择。使用 FDC 治疗可减少服用药片数量,有助于提高患者的依从性,同时具有疗效佳、安全性好、更经济和心理接受度高等优势。FDC 有一定的局限性。例如调整剂量不方便,缺乏灵活性;可能造成不合理地加用 FDC 中的组分药物;出现不良反应时,不易明确原因归属等。如患者服药期间出现不明原因的严重不良反应,建议停用此药。

Q 第三十四问 新诊断、初始 HbA1c 高的 2 型糖尿病患者经过短期胰岛素强化治疗之后可否改成以二甲双胍为基础的口服降糖药治疗方案?

A 答: 新诊断的血糖较高的 2 型糖尿病患者在接受短期胰岛素强化治疗改善高血糖症状以后,部分患者可以改成以二甲双胍为基础的口服降糖药治疗方案。

对于新诊断 2 型糖尿病经过早期短期胰岛素强化治疗后未能成功诱导血糖临床缓解的患者,可以选用二甲双胍为基础的口服降糖药治疗,或者联合 1~2 次的胰岛素治疗,以维持长期的血糖控制。新诊断 2 型糖尿病短期胰岛素强化治疗流程[37]见图 2。

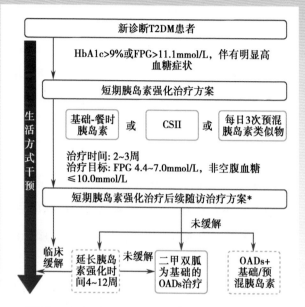

CSII：持续皮下输注胰岛素；OADs：口服降糖药；FPG：空腹血糖；T2DM：2型糖尿病

* 根据患者年龄、病程、血糖特点、胰岛功能、强化治疗期间胰岛素用量、糖尿病并发症等情况选择后续随访治疗方案

黄色实线表示多数未获得临床缓解的患者后续采用以二甲双胍为基础的OADs治疗方案

黄色虚线表示少数未获得临床缓解的患者后续采用胰岛素治疗方案

图 2 新诊断 2 型糖尿病短期胰岛素强化治疗流程图

Q 第三十五问　起始胰岛素治疗后是否需要停用二甲双胍?

A 答：起始胰岛素治疗后不需要停用二甲双胍。

二甲双胍联合胰岛素可实现机制互补,协调增效。二甲双胍联合胰岛素与单用胰岛素相比,不仅可提升疗效,还能降低低血糖风险,减少体重增加,减少胰岛素使用剂量;二者联合还可能与心血管疾病和肿瘤风险下降相关。在患者可耐受的情况下,二甲双胍应该维持最佳有效剂量2 000mg/d。因此,二甲双胍联合胰岛素时,不仅不需要停用二甲双胍,而且还可将二甲双胍的剂量维持在2 000mg/d。

Q 第三十六问　二甲双胍低剂量对血糖控制不佳时怎么办?

A 答：在患者可耐受的情况下,将二甲双胍剂量增加到足剂量使用。

二甲双胍在500~2 000mg/d剂量范围内,疗效具有剂量依赖性,即随剂量增加疗效也增加,故使用低剂量二甲双胍的患者如血糖控制不佳可增加二甲双胍的剂量。

 第三十七问　服用二甲双胍后,餐后血糖仍高怎么办?

A 答:在继续服用二甲双胍的基础上联合其他降糖药物治疗。

根据《中国 2 型糖尿病防治指南》[8],2 型糖尿病患者经生活方式干预后血糖控制不达标,应积极开始应用降糖药物,二甲双胍为治疗的首选药物。当使用足量的二甲双胍后血糖仍不达标时,可在保留二甲双胍的基础上选择 2 种或 3 种非胰岛素类降糖药物的联合治疗方案;若血糖仍不达标者,可选用二甲双胍联合胰岛素的治疗方案。由此可见,在无禁忌证和显著不良反应的情况下,2 型糖尿病患者可全程使用二甲双胍。二甲双胍与其他常用类型的降糖药物均可联合使用,针对

2型糖尿病不同的病理生理学缺陷,通过作用机制互补,从而达到进一步改善血糖控制的目的。对于正在使用二甲双胍单药治疗的2型糖尿病患者,若空腹血糖达标,仅餐后血糖不达标,可优先联合应用对控制餐后血糖效果好的降糖药物,如α-糖苷酶抑制剂、DPP-4抑制剂或短效的胰岛素促泌剂(格列喹酮、瑞格列奈和那格列奈等)。

Q 第三十八问 服用其他口服降糖药物血糖控制不理想是否可以换成二甲双胍?

A 答:其他口服降糖药物不能理想控制血糖时,更为妥当的办法是在此基础上加用二甲双胍,而不是换用二甲双胍。

Q 第三十九问 不宜服用二甲双胍的患者应采取哪些药物治疗?

A 答:根据不能使用二甲双胍的具体原因针对

性地选择替代降糖药（表1）^[9,34,38-40]。

表1　常见的无法使用二甲双胍的原因及备选药物

原因	备选药物
3b级和严重肾衰竭或肾功能不全[eGFR<45ml/(min·1.73m²)]	**磺脲类：** i. 格列吡嗪减量[eGFR<30ml/(min·1.73m²)不用] ii. 格列齐特减量[eGFR<45ml/(min·1.73m²)慎用] iii. 格列喹酮[eGFR<30ml/(min·1.73m²)慎用] iv. 格列美脲减量[eGF<45ml/(min·1.73m²)不用] **格列奈类：** i. 瑞格列奈[eGFR<30ml/(min·1.73m²)时，小剂量起始，0.5mg餐前服用] ii. 那格列奈[eGFR<30ml/(min·1.73m²)时，小剂量起始，60mg餐前服用] **TZDs：** i. 罗格列酮无需调整剂量 ii. 吡格列酮[eGFR<45ml/(min·1.73m²)慎用] **α-糖苷酶抑制剂：** i. 阿卡波糖[eGFR<25ml/(min·1.73m²)不用]

续表

原因	备选药物
3b 级和严重肾衰竭或肾功能不全[eGFR<45ml/(min·1.73m²)]	ii. 伏格列波糖[eGFR<30ml/(min·1.73m²)慎用] iii. 米格列醇[eGFR<30ml/(min·1.73m² 时不用] **DPP-4 抑制剂：** i. 利格列汀(无需根据肾功能调整剂量) ii. 西格列汀、沙格列汀、阿格列汀和维格列汀需要根据肾功能减量 **GLP-1 受体激动剂：** i. 利拉鲁肽和度拉糖肽[eGFR<15ml/(min·1.73m² 不用] ii. 艾塞那肽、艾塞那肽周制剂和利司那肽[eGFR<30ml/(min·1.73m² 不用] iii. 洛塞那肽减量[eGFR<30ml/(min·1.73m²)不用] **SGLT-2 抑制剂：** i. 卡格列净和恩格列净[eGFR<45ml/(min·1.73m²)不用] ii. 达格列净减量使用[eGFR<60ml/(min·1.73m²)不用] **胰岛素：**对肾功能无要求

续表

原因	备选药物
肝功能不全(转氨酶超过 3 倍正常上限或有严重的肝功能不全)	米格列醇、利格列汀、度拉糖肽、利司那肽和胰岛素(均不需要根据肝功能调整剂量);磺脲类、利拉鲁肽和卡格列净(重度肝损害患者不用);达格列净(重度肝损害患者减量)
存在可导致组织缺氧的疾病(尤其是急性或慢性疾病的恶化,如失代偿 HF、呼吸衰竭、近期发生的心肌梗死、休克)	**胰岛素**
对盐酸二甲双胍过敏者	**非双胍类降糖药**
急／慢性代谢性酸中毒,如 DKA、HHS 等	**胰岛素**
酗酒者	胰岛素和口服降糖药与酒精混合均可增加低血糖风险;磺脲类与酒精合用可能产生双硫仑样反应;二甲双胍联合酒精可能会增加乳酸酸中毒风险

续表

原因	备选药物
接受血管内注射碘造影剂者	暂时停用二甲双胍:① eGFR > 60ml/(min·1.73m^2),检查前及检查时停药,完成检查后48h确认肾功能未恶化可重新使用;② eGFR 45~60ml/(min·1.73m^2),提前48h停药,检查完成至少48h后再次检查,确认肾功能无恶化的情况下才可以恢复服用 **可替代药物:磺脲类、α-糖苷酶抑制剂、胰岛素**
维生素 B$_{12}$、叶酸缺乏未纠正者	**非双胍类降糖药**

　　*eGFR,估算肾小球滤过率;DKA,糖尿病酮症酸中毒;HHS,高血糖高渗状体

Q **第四十问　二甲双胍可以与中药一起服用吗?**

A 答:需同时服用二甲双胍和中药时,两者间隔至少半小时。

　　中药若用于治疗糖尿病,目前的共识是:①如

果不含西药成分,单纯中药、中成药或中药方降糖作用不明显,单用难以使血糖达标;②有些中药虽然不能降低血糖,但在改善症状、延缓并发症的出现等方面有一定作用。因此,中药与西药(包括二甲双胍在内的口服降糖药)同时使用,既可发挥西药降糖即时起效的优点,又可发挥中医药标本兼治、整体调理和防治并发症的优势,两者相得益彰。中药若用于治疗其他疾病,应遵医嘱,一般同时服用二甲双胍也无碍。要注意服用二甲双胍和中药需间隔至少半小时,这样中西药分开,保证药效的同时,避免药物的相互作用。

Q 第四十一问　二甲双胍可以与茶叶或酒一起服用吗?

A 答:二甲双胍不可以与茶叶或酒一起服用。

茶叶中的主要成分包括多酚类及其氧化物、多糖类(复合多糖)、嘌呤类生物碱(咖啡因居多)及多种维生素(如维生素 B 及维生素 C)等[41,42],

目前尚无二甲双胍与茶叶中成分相悖或引起不良反应的研究。近些年来有研究表明,茶通过改善胰岛素抵抗,激活胰岛素信号通路,具有胰岛素样作用,改善氧化应激,减轻炎症反应,可以预防糖尿病并发症,有希望成为治疗糖尿病的佐剂[43,44]。茶与二甲双胍在药理学上并无直接关联,目前并没有明确研究表明茶叶会影响药物的吸收[45],为了确保药物发挥自身的最佳疗效,服药的同时不建议饮茶。

酒精可以抑制体内糖原异生与肝糖原分解,这两个反应是人饥饿时通过体内储存的肝糖原或脂肪合成葡萄糖从而保持血糖恒定的关键反应。糖尿病患者如果大量饮酒,特别是空腹饮酒,会抑制糖异生反应,从而产生严重的低血糖。同时,双胍类降糖药物最严重的不良反应是诱发乳酸酸中毒,特别是在肝肾功能受到影响,或在有可导致机体缺氧疾病的情况下,服用二甲双胍的同时饮酒,将导致乳酸酸中毒的发生率骤然增加[46-48]。

Q 第四十二问　服用二甲双胍后可以喝酸奶吗？

A 答：服用二甲双胍后可以喝酸奶，建议选择优质酸奶。

二甲双胍属于双胍类，主要通过防止肝脏糖异生产生葡萄糖，二甲双胍还可以降低人体从饮食中吸收的葡萄糖量，并改善人体对胰岛素的反应。

虽然对服用二甲双胍者没有特定的饮食要求，但控制饮食在防治糖尿病方面有重要的作用。在消化和新陈代谢的过程中，碳水化合物类食物会分解为葡萄糖用以供能，若葡萄糖含量超过细胞所需水平，机体会将其储存在肝脏或肌肉中备用或将其转变为脂肪。糖尿病患者无需从饮食中完全剔除碳水化合物，只需要控制每餐的饮食量。

酸奶多含有益生菌，可能对肠道有保护作用。同时，近期的研究结果[49]显示，饮用酸奶可能与较低的血糖、胰岛素抵抗有关。另一项纳入了 13 项前瞻性研究(探究酸奶摄入量与 2 型糖尿病关系)的荟萃分析[50]指出,酸奶对预防 2 型糖尿病有潜在作用;在健康饮食背景下,食用酸奶可降低心血管疾病(cardiovascular disease,CVD)高危人群或老年人群发生 2 型糖尿病的风险。

现在市面上的酸奶多加入糖以改善口味,因此,需选用优质酸奶。具体技巧如下:①请选择含有活菌的酸奶,且餐前 2 小时喝 75~100g,有助于降低餐后血糖:除了要看是否含有嗜热链球菌、保加利亚乳杆菌以外的有益肠胃的益生菌,还需要留意包装上的益生菌添加量,一般来说,益生菌数量超过 1 亿才能在肠道中起到作用(相关国家标准中乳酸菌含量最低为 $1 \times 10^6 cfu/ml$)。②注意含糖量:选择含糖量 ≤ 10g 者。对于糖尿病患者,选择总碳水化合物含量 ≤ 15g 酸奶最佳。③选择蛋白质含量高,而碳水化合物含量低的酸奶。

Q 第四十三问 服用二甲双胍后降低体重的效果如何?

A 答: 在2型糖尿病治疗中,二甲双胍对体重的总体影响是中性的。在某些情况下二甲双胍具有减轻体重的作用。

有研究显示中国新诊断2型糖尿病患者经二甲双胍单药治疗16周,正常、超重、肥胖患者的体重分别下降1.47kg、2.81kg、2.92kg;基线BMI越高、腰围越大的患者,使用二甲双胍治疗后体重下降越多;但患者的基线BMI水平对二甲双胍的降糖疗效无影响[32]。

Q 第四十四问 有氧运动时需要调整二甲双胍的剂量吗?

A 答: 适度有氧运动时不需要调整二甲双胍的剂量。

"生命在于运动"。适当运动(低强度或中等强度的有氧运动)具有减肥和降糖的作用,可促进新陈代谢、改善中枢神经系统调节机制、增强抵抗力。配合饮食治疗与药物治疗,能有效减轻糖尿病的症状,避免或延缓糖尿病并发症的发生和发展。二甲双胍单药治疗,不会引起低血糖,运动前后也不需调整剂量。但当进食过少,或大运动量后没有补充足够的能量,特别是与胰岛素或其他降糖药联合使用,以及饮酒等情况下需防范低血糖的发生。

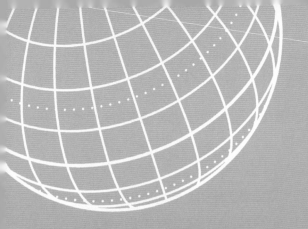

糖尿病并发症篇

第四十五问 二甲双胍是否对糖尿病大血管病变有影响?

A 答：二甲双胍对肥胖的 2 型糖尿病患者的大血管相关并发症有防治作用,可降低大血管事件风险。

糖尿病的大血管并发症包括冠心病、心肌梗死、HF、脑卒中及外周血管病变等。英国前瞻性糖尿病研究(United Kingdom Prospective Diabetes Study,UKPDS)显示[51],使用二甲双胍的肥胖 2 型糖尿病患者的全因死亡风险相对下降 35%、心肌梗死的风险下降 39%;UKPDS 10 年随访结果显示[52],使用二甲双胍治疗带来的大血管并发症及死亡风险的获益具有延续效应,且其降低死亡和心肌梗死的作用显著优于磺脲类和胰岛素。高胰岛素血症代谢效应结局(Hyperinsulinemia:the Outcome of its Metabolic Effects,HOME)研究[53]结果提示,二甲双胍联合胰岛素与单用胰岛素相比可以减少发生大血管事件的风险。

Q 第四十六问　二甲双胍是否能够改善心血管疾病的危险因素?

A 答:二甲双胍可以改善心血管疾病的危险因素。

心血管疾病的危险因素包括血脂异常、胰岛素抵抗、肥胖、高血压、代谢相关脂肪性肝病等。控制危险因素是减少心血管事件的主要措施。一方面,二甲双胍能抑制糖异生和减少糖原分解,从而降低肝糖原输出,增加周围组织胰岛素的敏感性,降低血糖从而降低心血管疾病的风险。另一方面,二甲双胍可减少心血管疾病的危险因素,包括改善代谢相关脂肪性肝病和胰岛素抵抗、减轻体重、改善血脂[主要改善甘油三酯(triglyceride,TG)、低密度脂蛋白胆固醇(low density lipoprotein cholesterol,LDL-C)及总胆固醇(total cholesterol,TC)水平,对高密度脂蛋白胆固醇(high density

lipoprotein cholesterol,HDL-C)改变不明显〕和抗
凝等,从而发挥保护心血管作用[54]。此外,二甲
双胍还可直接改善血管内皮细胞功能,增加血流
量[55]。尽管二甲双胍可以改善心血管疾病的危
险因素,但其改善作用有限,在具有心血管疾病高
危风险的糖尿病患者中仍然要强调降压、调脂和
抗凝等综合治疗。

Q 第四十七问　二甲双胍可以治疗代谢综合征吗?

A 答:二甲双胍可以用于代谢综合征的治疗。

代谢综合征包括肥胖、血脂异常、高血压和糖
代谢异常,其病理生理基础是胰岛素抵抗。二甲
双胍不仅可以降低血糖,还能改善胰岛素抵抗、减
轻体重,并有一定的调节血脂的作用,故可用于治
疗代谢综合征。需要强调的是,除使用二甲双胍
外,代谢综合征患者还应接受饮食和运动治疗,并
积极控制心血管危风险因素。

Q 第四十八问　二甲双胍为什么能降低血压?

A 答:二甲双胍可通过激活 AMPK 信号系统减轻胰岛素抵抗,间接改善血压。

胰岛素抵抗是 2 型糖尿病和高血压发生的共同病理生理基础。胰岛素抵抗造成继发性高胰岛素血症,后者使肾脏水钠重吸收增加,交感神经系统活性亢进,动脉弹性降低,从而使血压升高。二甲双胍可通过激活 AMPK 信号系统改善胰岛素抵抗,减少胰岛素的分泌从而使动脉壁平滑肌细胞和成纤维细胞生长受抑制,通过 AMPK/eNOS、AMPK/ER 对血管内皮功能的多重作用改善血压[56-58]。值得注意的是二甲双胍改善血压的作用有限,在高血压患者中其作用不能代替降压药。

Q 第四十九问　二甲双胍是否改善血脂?

A 答:二甲双胍能够改善血脂。

二甲双胍能够改善脂肪的合成与代谢,可显

著降低 2 型糖尿病患者和非糖尿病患者的血浆 TG、LDL-C 及 TC 水平,但对 HDL-C 改变不明显。荟萃分析显示,二甲双胍对非糖尿病成人的 LDL-C 和 TC 有降低作用,但是对 HDL-C 和 TG 的影响微不足道[59]。值得注意的是二甲双胍改善血脂的作用有限,在有明显脂代谢异常的患者中其作用不能代替调脂药。

Q 第五十问 二甲双胍是否有抗炎和抗感染作用?

A 答:临床研究显示二甲双胍有一定的抗炎和抗感染作用。

二甲双胍对代谢异常所造成的全身性慢性炎症有一定的改善作用。其机制可能是通过抑制核转录因子(nuclear factor,NF)-κB 表达,减少炎性反应因子释放。这样能减轻循环和组织局部炎症因子的水平和炎性反应从而达到保护心血管和肾脏的作用[60-62]。

近年来,已有二甲双胍作为"抗生素"使用的临床和基础实验证据,如可以显著改善肺结核患者的临床预后;提高枯氏锥体虫感染小鼠的存活率;有效抑制金黄色葡萄球菌、铜绿假单胞菌、乙型肝炎等病毒的活性等。同时,其在脓毒血症方面的特殊价值也受到广泛关注,但目前在有严重感染和外伤等情况下(存在着严重组织缺氧的可能)仍需禁用[63]。

Q **第五十一问 二甲双胍能抑制血栓形成吗?**

A 答:二甲双胍有一定的抑制血栓形成的作用,但不能代替抗血小板治疗。

二甲双胍抑制血栓形成的作用与其抑制血小板的活化、黏附、聚集及保护血管内皮有关。此外,有研究显示,二甲双胍还有一定的抗凝作用,并可通过降低血浆纤溶酶原激活剂抑制物 -1 水平而促进纤维蛋白溶解。尽管如此,这些研究中所使用的二甲双胍浓度远高于二甲双胍在人体内的浓度,其临床意义尚需通过进一步研究来予以确定[64]。

Q 第五十二问 二甲双胍是否对肾功能有影响?

A 答:二甲双胍对肾功能没有不良影响。

二甲双胍不会对肾功能产生不良影响,即使在蛋白尿患者中也是如此。然而,由于二甲双胍主要以原型经肾脏排泄,故肾功能不全的患者使用二甲双胍可导致药物在体内蓄积,使其血药浓度远超常规治疗剂量下的血药浓度,进而增加乳酸酸中毒等不良反应的发生风险。因此,在应用二甲双胍的过程中需要监测肾功能,并根据肾功能状态决定是否需要减量或停药。目前国内外糖尿病指南建议根据患者 eGFR 的水平调整二甲双胍剂量,具体调整见表 2。

表 2 根据患者 eGFR 的水平调整二甲双胍剂量

慢性肾脏病分期	eGFR/ [ml/ (min·1.73m²)]	2020 年美国糖尿病学会指南[10]	2018 年中国二甲双胍临床应用专家共识[9]
1 期(G1)	≥ 90	无需调整剂量	无需调整剂量
2 期(G2)	60~89		
3a 期(G3a)	45~59		需评估安全性,减量

续表

慢性肾脏病分期	eGFR/[ml/(min·1.73m²)]	2020年美国糖尿病学会指南[10]	2018年中国二甲双胍临床应用专家共识[9]
3b期(G3b)	30~44	需评估获益-风险比,若应用,剂量不超过1 000mg/d	禁用
4期(G4)	15~29	禁用	
5期(G5)	<15或透析		

Q **第五十三问** **二甲双胍是否对眼部疾病有影响?**

A **答:二甲双胍对眼部疾病没有影响。**

糖尿病眼部并发症包括白内障、青光眼、黄斑变性及视网膜病变。白内障与血糖、氧化应激有关,诱发晶状体产生自由基是导致年龄相关性白内障的主要因素;长期高血糖及其引起的眼部组织氧化应激状态使促进血管生成的因子表达增加,并减少

抑制因子的表达,使血管生成调节失衡,最终导致
糖尿病视网膜病变。二甲双胍通过激活 AMPK 分
子,进而诱导抗氧化酶表达,最终可以清除活性氧,
避免细胞的氧化损伤[65]。来自中国台湾地区的研
究显示,服用二甲双胍的 2 型糖尿病患者的年龄
相关性黄斑变性(age-related macular degeneration,
AMD)发病率要明显低得多[66]。

Q 第五十四问　二甲双胍对糖尿病周围神经病
变是否有治疗作用?

A 答:二甲双胍对糖尿病周围神经病变没有治
疗作用。

迄今为止尚未报道二甲双胍对糖尿病周围神
经病变有直接的治疗作用。二甲双胍在部分患者
可能影响维生素 B_{12} 的吸收[67],但并未发现会加重
糖尿病周围神经病变。长期使用二甲双胍的患者
可以监测血中维生素 B_{12} 浓度。只要没有使用二甲
双胍的禁忌证,糖尿病患者可放心使用二甲双胍。

Q 第五十五问 二甲双胍是否对糖尿病足有影响？

A 答：二甲双胍不会加重糖尿病足及其截肢的风险，但严重感染或需手术治疗的糖尿病足患者应禁用。

二甲双胍禁忌证包括严重感染和外伤、外科大手术以及维生素 B_{12}、叶酸缺乏未纠正者。对于感染表浅、局限和血糖平稳的糖尿病足患者，包括二甲双胍在内的口服降糖药都可选用。而对于感染严重、需外科清创甚至截肢的围手术期糖尿病足患者，应使用胰岛素强化治疗，尽快将血糖控制平稳，切断恶性循环，此时需禁用二甲双胍。

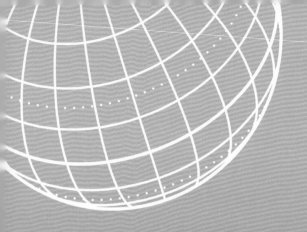

特殊人群篇

第五十六问　老年糖尿病患者使用二甲双胍应注意哪些问题?

A 答:老年糖尿病患者使用二甲双胍应注意监测肾功能。

老年患者合理应用二甲双胍可以达到良好的降糖效果,而且较低的低血糖风险对老年患者也有一定益处,但已出现肾功能减退的老年患者,需要定期监测肾功能(3~6个月检查1次),并根据eGFR调整二甲双胍的剂量,原则如下:eGFR在45~59ml/(min·1.73m^2)之间需调整剂量;eGFR<45ml/(min·1.73m^2)时禁用。

小知识:二甲双胍药品说明书指出,在没有其他可能增加乳酸酸中毒风险的情况时,二甲双胍可用于中度肾功能不全的患者3a级[肌酐清除率(CrCl)为45~59ml/min或eGFR为45~59ml/(min·1.73m^2)],并需要调整

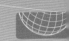

剂量:通常起始剂量为500mg或850mg,每日一次;最大剂量为每日1 000mg,分两次服用。

Q 第五十七问 儿童和青少年糖尿病患者可以服用二甲双胍吗?

A 答:二甲双胍可用于10岁及以上儿童糖尿病患者。

无需以胰岛素作为起始治疗的10岁及以上2型糖尿病患儿,诊断糖尿病后可给予生活方式干预,不达标者以二甲双胍为起始治疗药物。每日最高剂量不超过2 000mg,不推荐用于10岁以下的儿童。

Q 第五十八问 妊娠糖尿病患者可以服用二甲双胍吗?

A 答:中国尚未批准二甲双胍用于妊娠糖尿病

患者。

虽然国际多个学术组织推荐二甲双胍可用于妊娠合并糖尿病患,但中国尚无孕期应用二甲双胍的适应证。2017年《中国2型糖尿病防治指南》[8]建议,对于孕期有特殊原因需要继续服用二甲双胍的患者,应在充分告知孕期使用二甲双胍利弊的前提下,在胰岛素基础上加用二甲双胍。2020年ADA指南[10]建议,胰岛素是治疗妊娠糖尿病(gestational diabetes mellitus,GDM)的首选方法。在胰岛素不能使用的情况下可以考虑使用二甲双胍,但由于其能够通过胎盘,对胎儿的发育和出生后的长期影响尚需评估。

Q 第五十九问　1型糖尿病患者可以服用二甲双胍吗?

A 答:1型糖尿病患者如控制血糖需要,可在胰岛素治疗的基础上加用二甲双胍。

1型糖尿病患者在胰岛素治疗的基础上

可以加用二甲双胍,尤其适用于胰岛素剂量较大、体重增加明显的患者。糖尿病酮症酸中毒(diabetic ketoacidosis,DKA)、高血糖高渗状态(hyperglycemic hyperosmolar status,HHS)、糖尿病乳酸酸中毒患者禁用二甲双胍。有研究[68]显示,对于单用胰岛素治疗血糖控制不佳的1型糖尿病患者,如联合二甲双胍,可降低10%的胰岛素用量,减少使用胰岛素所带来的体重增加。

Q 第六十问　糖尿病前期人群可以服用二甲双胍吗?

A 答:我国尚未批准二甲双胍用于预防糖尿病。

二甲双胍能有效降低糖尿病前期人群发生2型糖尿病的风险,具有良好耐受性和有效性。对于生活方式干预无法达标者,可以启动药物干预方式,根据具体情况选择相应的药物和剂量[69],详情见图3。

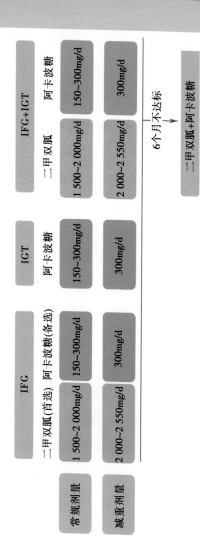

图 3　糖尿病前期的药物干预流程

小知识: 糖尿病前期指由正常糖代谢向糖尿病转化的过渡阶段,此阶段患者血糖值比血糖正常者高,但没有达到糖尿病诊断标准,包括①空腹血糖受损 (impaired fasting glucose, IFG), 即 FPG ≥ 6.1mmol/L, < 7.0mmol/L, 糖负荷后 2h 血糖 (2-hour postprandial blood glucose, 2hPG) <7.8mmol/L;②糖耐量异常 (impaired glucose tolerance, IGT), 即 FPG<7.0mmol/L, 7.8mmol/L <2hPG <11.1mmol/L;③两者的混合状态 (IFG+IGT)。

Q 第六十一问 心力衰竭是二甲双胍的绝对禁忌证吗?

A 答:二甲双胍禁用于急性和不稳定性 HF 的患者。

二甲双胍本身不会导致 HF,也不会对 HF 患者造成不良影响[70]。二甲双胍的治疗还可能与糖尿病患者 HF 和死亡发生风险的减少有关,这可能与伴 HF 的糖尿病患者的存活率提高相关[71,72]。ADA 糖尿病诊疗指南指出,如果肾功能正常,二甲双胍可用于病情稳定的充血性 HF 患者。欧洲版和中文版二甲双胍药品说明书中已删除慢性 HF 的禁忌证。

小知识:2020 年《中国成人 2 型糖尿病合并心肾疾病患者降糖药物临床应用专家共识》[73]推荐:如果没有禁忌证或不耐受,二甲双胍应作为 2 型糖尿病合并心力衰竭患者的一线降糖药物,并且一直保留在治疗方案中。

Q 第六十二问 肾功能正常但有微量或大量白蛋白尿的 2 型糖尿病患者可以服用二甲双胍吗?

A 答:可以。尿白蛋白增加不是使用二甲双胍的禁忌证。

二甲双胍不会对肾功能有影响,因此,对于肾功能正常但有微量或大量白蛋白尿的2型糖尿病患者,二甲双胍仍是一线首选用药。对于已经出现肾功能减退的患者,需要定期监测肾功能(3~6个月检查1次),并根据 eGFR 调整二甲双胍用量。

Q 第六十三问　肾功能不全的2型糖尿病患者使用二甲双胍应注意哪些问题?

A 答:肾功能不全的患者需要根据 eGFR 水平调整二甲双胍剂量:eGFR ≥ 60ml/(min·1.73m^2) 无需调整剂量,eGFR 为 45~59ml/(min·1.73m^2) 之间需调整剂量,eGFR<45ml/(min·1.73m^2) 禁用。

2020 年 ADA 糖尿病诊疗指南[10]对二甲双胍在肾功能不全患者的使用推荐则较为激进,认为二甲双胍用于 eGFR>45ml/(min·1.73m^2) 的患者无需调整剂量,患者 eGFR 在 30~45ml/

71

$(min \cdot 1.73m^2)$ 之间时需评价风险与收益,禁用于 $eGFR < 30ml/(min \cdot 1.73m^2)$ 的患者。

二甲双胍中文版药品说明书指出,在没有其他可能增加乳酸酸中毒风险的情况时,二甲双胍可用于中度肾功能不全的患者 3a 级[肌酐清除率为 45~59ml/min 或 eGFR 为 45~59ml/$(min \cdot 1.73m^2)$],并需要调整剂量:通常起始剂量为 500mg 或 850mg,每日一次;最大剂量为每日1 000mg,分两次服用。

 第六十四问 肝功能不全的 2 型糖尿病患者使用二甲双胍应注意哪些问题?

A 答:二甲双胍不经过肝脏代谢,无肝脏毒性。但在患者血清转氨酶超过 3 倍正常上限时应避免使用二甲双胍。

二甲双胍通过胃肠道吸收进入血液循环,几乎不与血浆白蛋白结合,不经过肝脏代谢,不竞争肝脏 P450 酶,在体内也不降解,而是直接作用于肝脏和肌肉,减少肝糖异生,增加肌肉葡萄糖酵解。因此,二甲双胍无肝毒性,推荐剂量范围内用药的肝功能正常者,不会造成肝损害。

肝功能严重受损会明显限制乳酸的清除能力,建议血清转氨酶超过 3 倍正常上限或有严重肝功能不全的患者应避免使用二甲双胍[8]。

Q **第六十五问**　合并肝硬化或乙肝的糖尿病患者可以服用二甲双胍吗?

A 答:可以服用,但有严重肝功能不全的糖尿病患者应避免服用二甲双胍。

二甲双胍不经过肝脏代谢,无肝脏毒性。肝功能严重受损会明显限制乳酸的清除能力,应用二甲双胍应警惕乳酸酸中毒风险。一项研究[74]评估了慢性乙型肝炎肝硬化合并糖尿病患者应用二甲双胍与乳酸酸中毒风险之间的关系,结果发现 Child-Pugh 分级 A 级且 eGFR ≥ 60ml/(min·1.73m²) 的患者使用二甲双胍是安全的,A 级但 eGFR<60ml/

（min·1.73m²）、B 级和 C 级患者使用二甲双胍发生乳酸酸中毒的风险增加，故应谨慎应用。

> **小知识：**Child-Pugh 分级[75]，以肝性脑病、腹水、血清白蛋白（serum albumin，ALB）、总胆红素及凝血酶原时间（prothrombin time，PT）5 个指标建立的肝硬化严重程度评估方法（表3）。根据患者分值可将肝功能分三级：A 级为 5~6 分；B 级为 7~9 分；C 级为 10~15 分。

表3　Child-Pugh 分级标准

临床生化指标	评分		
	1 分	2 分	3 分
肝性脑病（级）	无	1~2	3~4
腹水	无	轻度	中、重度
总胆红素 /（μmol/L)	<34	34~51	>51
白蛋白 /（g/L)	>35	28~35	<28
凝血酶原时间延长 /s	1~3	4-6	>6

Q 第六十六问　合并肺结核的糖尿病患者可以服用二甲双胍吗？

A 答：视肺结核病变程度而定。在肺功能受到严重影响的情况下则不能服用二甲双胍。

肺结核是一种慢性呼吸系统传染病，其疾病病理改变为增生、渗出、干酪样坏死等，导致结构出现病理性变化，影响肺部通气及换气功能，从而引起肺功能障碍，严重者可随病情进展为伴或不伴二氧化碳潴留的呼吸衰竭（即 I 型或 II 型呼吸衰竭）。在病情早期阶段及病变未影响肺功能的情况下，糖尿病合并肺结核的患者，可以服用二甲双胍。二甲双胍作为首选的降糖药物也有抗结核分枝杆菌的作用。二甲双胍能间接激活 AMPK 以及诱导线粒体活性氧的产生，从而抑制结核分枝杆菌在细胞内生长。同时，二甲双胍作用于宿主细胞（吞噬结核菌的巨噬细胞），增强其吞噬，参与破坏、抑制结核分枝杆菌过程；激活结核分枝杆菌特异性 CD8$^+$T 细胞。这种间接作用于宿主的过程使得抗药性更不容易产生,从而预后更好[76-81]。

对于病变程度较为严重并影响了肺通气功能的患者,不建议服用二甲双胍。双胍类降糖药物最严重的不良反应是乳酸酸中毒,特别是在有可导致机体缺氧疾病的情况下,肺功能受到严重损害时,服用二甲双胍将导致乳酸酸中毒危险性骤然增加[82,83]。对于合并肾功能不全患者,不建议二甲双胍和异烟肼、利福平联用,因为这可能会增加低血糖的风险[84]。

Q 第六十七问 合并甲亢或甲减的糖尿病患者可以服用二甲双胍吗?

A 答:合并甲亢或甲减的糖尿病患者可以服用二甲双胍,需要注意的是二甲双胍可能会使促甲状腺激素检测水平降低。

无论是1型还是2型糖尿病患者,发生甲状腺功能异常的风险均较普通人升高。多项研究显示,使用二甲双胍可以降低促甲状腺激素(thyrotropin,thyroid stimulating hormone,TSH)水平,这种作用不仅可出现于未经治疗的亚临床甲减患者,也出现于接受左甲状腺素替代治疗的临床甲减患者[85]。个别文献报道,在亚临床甲亢的糖尿病患者中,使用二甲双胍并未显著改变 TSH 水平[86]。在甲状腺功能正常的糖尿病患者中,二甲双胍是否降低 TSH 水平尚有争议。值得注意的是,二甲双胍仅仅降低 TSH 水平,但却不影响循环中甲状腺激素的水平,其具体机制尚不清楚[85,87]。

对于糖尿病合并亚临床甲减的患者而言,使用二甲双胍所造成的 TSH 水平下降可能会造成内分泌医师高估患者体内的甲状腺激素水平,并导致起始左甲状腺素替代治疗的时间被推迟;同样,对于已经使用左甲状腺素替代治疗的临床甲减患者来说,二甲双胍可能导致临床医生给予患者的左甲状腺素剂量偏小。因此,使用二甲双胍的亚临床甲减或临床甲减患者需要更加关注自身的甲减相关症状(如乏力、怕冷、嗜睡、记忆减退、食欲减退或体重升高等),并及时将症状汇报给临床医生,让医患共同制订个体化的甲状腺功能控制目标。

对于糖尿病合并甲亢或亚临床甲亢患者而言,目前尚无足够证据证明二甲双胍可影响甲状腺激素水平。然而,在临床实践中,当患者甲亢症状较突出时,特别是合并消瘦、胃肠道症状及肝功能异常时,可考虑减少或停用二甲双胍。经抗甲状腺药物治疗且上述症状缓解后,仍可继续使用二甲双胍。

Q 第六十八问 合并阻塞型睡眠呼吸暂停综合征的糖尿病患者可以服用二甲双胍吗?

A 答:合并阻塞型睡眠呼吸暂停综合征的糖尿病患者可以服用二甲双胍,但存在严重低氧血症的患者应禁用。

阻塞型睡眠呼吸暂停低通气综合征

（obstructive sleep apnea-hypopnea syndrome，OSAHS）是指在睡眠中因上气道阻塞引起的呼吸暂停，表现为口鼻腔气流停止而胸腹呼吸尚存，与胰岛素抵抗和 2 型糖尿病的发生密切相关。减重对于 OSAHS 有正向作用，同时能够使其他治疗方式发挥更好的效果[88,89]。合并 OSAHS 的糖尿病患者可选用常用降糖药物，但应尽可能使用不增加体重的药物。二甲双胍通过抑制肝葡萄糖输出，改善外周组织对胰岛素的敏感性，增加对葡萄糖的摄取和利用，从而降低血糖，可使 HbA1c 下降 1.0%~2.0%，并可减轻体重[8,9]，故可服用。由于 OSAHS 易发生夜间缺氧，低氧血症严重者禁用双胍类药物。

Ｑ 第六十九问　合并消化性溃疡的糖尿病患者可以服用二甲双胍吗？

Ａ 答：二甲双胍可用于糖尿病合并消化性溃疡的患者。

二甲双胍可以用于糖尿病合并消化性溃疡的患者,但须注意以下情况:

(1)慎用于合并有溃疡并发症(溃疡合并出血、穿孔、幽门梗阻)的患者:这是因为二甲双胍潜在的胃肠道不良反应会加重溃疡病的病情,而溃疡病的并发症还会影响到二甲双胍在肠道的吸收从而影响其降糖作用。

(2)如果溃疡合并慢性胃炎及内因子缺乏,可能会导致维生素 B_{12} 的吸收障碍,在使用二甲双胍的情况下维生素 B_{12} 的水平会进一步下降。

(3)在使用质子泵抑制剂(proton pump inhibitors,PPI)(如拉索拉唑、泮托拉唑和雷贝拉唑等)和 H2 受体拮抗药(如西咪替丁和法莫替丁等)的糖尿病患者中要加强对血糖的监测。二甲双胍通过肾小管上皮细胞的有机阳离子转运体(organic cation transporter,OCT)和多药及毒素外排转运蛋白 1(multidrug and toxin extrusion 1,MATE1)转运体从肾脏排泄。PPI 属于有机阳离子转运体(organic cation transporter,OCT)抑制剂,而 H2 受体拮抗药则可以抑制 MATE1 转运体的活性,这样会减少二甲双胍从肾脏的排出而轻度增加其在循环中的浓度,造成血糖水平的轻度下降[90-92]。故在使用这类药物的患者中要注意对血糖的监测。PPI 和 H2 受体拮抗药通常不会造成严重的低血糖。

(4)如果溃疡病需要治疗幽门螺杆菌(包括使用抗生素),需慎用部分抗生素,如喹诺酮类抗生素(MATE1 抑制剂)[93]。

(5)饮酒引起消化道溃疡,则需停用二甲双胍以防止低血糖和乳酸酸中毒出现。

Q **第七十问** 合并精神病的糖尿病患者可以服用二甲双胍吗?

A 答:合并精神病的糖尿病患者可以服用二甲双胍。

精神病和糖尿病有密切的关系,一些精神病(如精神分裂症)会增加发生糖尿病的风险,而一些治疗精神病的药物会诱发体重增加,会增加糖尿病患者发生糖尿病风险或使糖尿病患者的血糖控制变得困难。二甲双胍在降糖的同时还具有减轻体重和降低患者的心血管风险的作用,是目前合并精神病的 2 型糖尿病患者单药治疗的首选。如二甲双胍单药治疗后血糖不达标,则联合其他降糖药物。合并精神病的 1 型糖尿病患者则以胰岛素治疗为主,如果需要可以联合二甲双胍[94]。

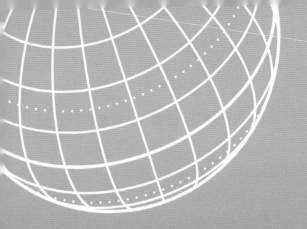

安全篇

第七十一问　哪些患者不适合服用二甲双胍?

答:以下患者不适合服用二甲双胍:

(1)中度(3b级)和严重肾衰竭或肾功能不全[肌酐清除率<45ml/min或eGFR<45ml/(min·1.73m²)]。

(2)可造成组织缺氧的疾病(尤其是急性疾病或慢性疾病的恶化),例如失代偿性HF、呼吸衰竭、近期发作的心肌梗死、休克。

(3)严重感染和外伤、外科大手术和低血压等。

(4)已知对盐酸二甲双胍过敏。

(5)急性或慢性代谢性酸中毒,包括伴有或不伴有昏迷的糖尿病酮症酸中毒,合并糖尿病酮症酸中毒者需要用胰岛素治疗。

(6)酗酒者。

(7)接受血管内注射碘化造影剂者,可以暂时停用本品。

(8)维生素B₁₂、叶酸缺乏未纠正者。

Q 第七十二问 二甲双胍的常见不良反应有哪些?

A 答:常见不良反应包括腹泻、恶心、呕吐、胃胀、乏力、消化不良、头痛、疲倦及体重减轻。

二甲双胍常见不良反应的发生往往见于药物治疗的早期,可以通过减少剂量或停药而得到缓解,大多数患者可以耐受。随着治疗时间的延长,上述不良反应可逐步减轻至基本消失。

Q 第七十三问 二甲双胍的胃肠道反应与剂量有关吗?

A 答:二甲双胍引起的胃肠道反应多出现在治疗的早期(绝大多数发生于前 10 周),多数患者随着治疗时间的延长,可以逐渐耐受或症状消失。

胃肠道反应是二甲双胍常见的不良反应,包括腹泻、恶心、呕吐、胃胀、乏力、消化不良等。为减少二甲双胍的胃肠道反应,应先从小剂量开始逐渐加量,适时调整剂量;此外,非缓释制剂分次随餐服用,或改成一天一次的缓释制剂,也可减少胃肠道反应。

Q 第七十四问　服用二甲双胍有时便秘的原因是什么?

A　答:便秘是二甲双胍的少见不良反应,确切原因尚不清楚。

　　二甲双胍最常见的不良反应是消化道反应,其中腹泻和恶心最为多见,便秘相对少见,服用二甲双胍缓释片和普通片发生便秘的概率分别为0.97% 和 0.63%[95]。或许是二甲双胍使用者发生便秘的情况太少的缘故,目前对二甲双胍导致便秘的确切原因尚不十分清楚,可能与二甲双胍改变胆盐在空肠的重吸收、进而改变结肠中的渗透压和细菌活性相关[96,97]。

Q **第七十五问** 服用二甲双胍会发生低血糖吗?

A 答:单独服用二甲双胍不会引起低血糖。与胰岛素、磺脲类或格列奈类降糖药物联合使用时需谨慎,上述药物有低血糖风险。

服用二甲双胍期间进食量过少、运动量大又没有补充足够能量或饮酒时也会有发生低血糖的可能性。值得注意的是在单纯生活方式干预的糖尿病患者中也会发生低血糖[98],故在使用二甲双胍的患者中出现低血糖并非是由于二甲双胍治疗本身所致。在这种情况下二甲双胍组低血糖的发生率并不比单纯生活方式干预组高。

Q **第七十六问** 服用二甲双胍需要定期体检吗?

A 答:服用二甲双胍需要定期体检。

糖尿病是一种终身性疾病。指南提出,糖尿病治疗的近期目标是通过控制高血糖和代谢紊乱

87

来消除糖尿病症状和防止出现急性代谢并发症；糖尿病治疗的远期目标是通过良好的代谢控制达到预防慢性并发症，提高患者生活质量和延长寿命的目的。因此，无论是否服用二甲双胍，糖尿病患者都要管理好自己，定期体检。具体临床监测方案见表4：

表4　糖尿病患者临床监测方案

监测项目	初访	随访（1个月）	每季度随访	年随访
体重/身高	√	√	√	√
腰围	√	√	√	√
血压	√	√	√	√
空腹/餐后血糖	√	√	√	√
糖化血红蛋白	√	—	√	√
尿常规	√	√	√	√
血脂	√	—	—	√

续表

监测项目	初访	随访 (1个月)	每季度 随访	年随访
尿白蛋白/ 尿肌酐	√	—	—	√
肾脏功能	√	—	—	√
肝功能	√	—	—	√
促甲状腺 激素	√	—	—	√
心电图	√	—	—	√
眼:视力及 眼底	√	—	—	√
足:足背动 脉搏动	√	—	√	√
神经病变 相关检查	√	—	√	√

注:√.建议监测;—.不建议监测

Q **第七十七问　二甲双胍是否损伤肝肾?**

A 答:二甲双胍无肝肾毒性,不损伤肝肾(表5)。

表5　二甲双胍无肝肾毒性

二甲双胍通过胃肠道吸收进行血液循环,几乎不与血浆白蛋白结合,不经过肝脏代谢,在体内也不降解,而是直接作用于肝脏和肌肉,减少肝糖异生,增加肌肉对葡萄糖的利用酵解。因此,二甲双胍无肝毒性。

二甲双胍主要以原形经肾小管从尿中排出而清除迅速,12~24h 大约可清除 90%。二甲双胍肾脏清除率约为肌酐清除率的 3.5 倍。因此,二甲双胍对肾脏没有损害。

临床存在仅根据蛋白尿就停用二甲双胍的使用误区。建议根据患者的 eGFR 水平调整二甲双胍剂量:eGFR ≥ 60ml/(min·1.73m^2) 无需调整剂量;eGFR45~59ml/(min·1.73m^2) 减量;eGFR<45ml/(min·1.73m^2) 禁用

Q 第七十八问　如何看待二甲双胍与乳酸酸中毒?

A 答:目前尚无确切的证据支持二甲双胍的使用与乳酸酸中毒有关。在掌握好禁忌证的前提下,长期应用二甲双胍不增加发生乳酸酸中毒的风险。

　　肝、肾功能正常患者长期应用二甲双胍并不增加乳酸酸中毒风险,有研究结果显示,使用二甲双胍的乳酸酸中毒发生率与其他降糖药治疗无差异。

小知识:乳酸酸中毒是二甲双胍最严重的不良反应。乳酸酸中毒多起病急骤,开始可有恶心、呕吐、腹痛、烦躁、气促、血压下降等症状,数小时后即出现严重的代谢性酸中毒表现,如过度换气、呼吸加快和神志改变,继而出现神经精神障碍、木僵、昏睡甚至昏迷。临床中发生乳酸酸中毒的病例主要为肾衰竭或肾功能急性恶化的糖尿病患者。

Q 第七十九问 行造影检查或全麻术前后,如何正确使用二甲双胍?

A 答:eGFR>60ml/(min·1.73m²)的患者,在检查前或检查时必须停止服用二甲双胍,在检查完成至少 48h 后且仅在再次检查肾功能无恶化的情况下才可以恢复服用。

中度肾功能不全[eGFR 45~59ml/(min·1.73m²)]的患者,在注射碘化造影剂及全身麻醉术前48h前必须停止服用二甲双胍,在检查完成至少48h后且仅在再次检查肾功能无恶化的情况下才可以恢复服用。

在使用常规、脊髓或硬膜外麻醉的择期手术前48h必须停止服用二甲双胍。术后至少48h或恢复进食、并且复查肾功能正常后才可以重新开始治疗。

Q 第八十问 二甲双胍可以和维生素合用吗?

A 答:目前,二甲双胍和维生素合用时,只有维生素B₁₂、叶酸值得关注。其他维生素B₁、B₂、A、D、K、E等与二甲双胍合用,未见不良事件的报道。烟酸(维生素B₃)可通过药效上的拮抗作用降低二甲双胍效应。同时服用二甲双胍和烟酸且血糖控制良好的患者,如果停用烟酸药物,应密切观察血糖情况,以避免发生低血糖。

Q 第八十一问 长期服用二甲双胍,是否需要补充维生素 B_{12} ?

A 答:长期和大剂量服用二甲双胍的患者,可考虑每年测定一次血清维生素 B_{12} 水平,如缺乏应适当补充维生素 B_{12}。

研究显示,长期服用二甲双胍可引起血清维生素 B_{12} 水平下降,使维生素 B_{12} 缺乏的风险增加 1.09 倍[99],其可能的机制包括:

(1)小肠蠕动的改变刺激肠道细菌过度生长,竞争性抑制维生素 B_{12} 的吸收。

(2)二甲双胍可以抑制回肠末端维生素 B_{12} 内因子复合物钙依赖性吸收(这种抑制作用可以通过补充钙剂逆转)。

(3)维生素 B_{12} 需要与内因子结合,形成维生素 B_{12} 内因子复合物,进而以复合物的形式被回肠末端黏膜上皮细胞所吸收。已有研究显示,二甲双胍可阻碍维生素 B_{12} 内因子复合物与肠道黏膜上皮结合的过程,进而导致维生素 B_{12} 吸收减少[100,101]。

服用二甲双胍期间,多摄入食用鱼类和贝壳类的食物可能有助于降低维生素 B_{12} 缺乏的风险[102]。

Q 第八十二问 二甲双胍是否影响认知功能?

A 答:二甲双胍对认知功能的影响目前尚不明确。

认知功能损害和痴呆发病率日益增高,并已成为严重影响老年人群健康和生命质量的重要病因。作为 FDA 批准的一线降糖药物,二甲双胍在神经退行性疾病治疗领域的研究,近年来得到广泛关注。有研究显示,二甲双胍能降低 2 型糖尿病患者痴呆的发病风险[103]。而另一方面,有研究认为,二甲双胍会导致认知功能下降,且补充维生素 B_{12} 和钙剂可能缓解二甲双胍导致的维生素 B_{12} 不足,对认知功能有所改善[104,105]。因此,二甲双胍对于认知功能的影响是有益还是有害,成了一个亟待解决的问题,期待其有更多大型跨地区、多中心、多种族的前瞻性临床试验来为我们提供更多循证医学方面的证据。

Q 第八十三问　二甲双胍是否影响生育能力?

A 答:二甲双胍可改善生育能力。

二甲双胍对女性多囊卵巢综合征(polycystic ovarian syndrome,PCOS)患者的生育能力的影响较为显著,它可降低 PCOS 患者的胰岛素抵抗,促进排卵,提高受孕率及生产存活率,因而可改善 PCOS 女性的生育能力。孕期服用二甲双胍有增加早产的潜在风险,故 PCOS 女性怀孕后一般停用二甲双胍。男性肥胖患者服用二甲双胍可提高精子数目和精子活动能力,还能升高血浆睾酮水平[106]。

Q 第八十四问　二甲双胍长期服用是否影响性功能?

A 答:研究显示,二甲双胍能改善糖尿病和糖尿病前期女性的性欲和性生活满意度,也能改善男性的勃起功能[107,108]。

第八十五问　二甲双胍是否会导致月经推迟？

答：二甲双胍不会导致月经推迟，会使月经变规律。

二甲双胍为胰岛素增敏剂，通过抑制肝葡萄糖输出，增加外周组织对葡萄糖的摄取与利用，提高胰岛素敏感性，有降低高血糖的作用，适用于伴胰岛素抵抗的 PCOS 患者。PCOS 患者表现为高雄激素、胰岛素抵抗、月经周期紊乱（月经稀发或闭经）和多囊卵巢，而胰岛素可刺激雄激素合成[109]。二甲双胍通过改善胰岛素抵抗，增加胰岛素敏感性，降低血浆胰岛素水平，使雄激素水平下降，雌二醇水平升高，进而使月经规律，诱导排卵[9,110]。

第八十六问　二甲双胍可以和降压药一起服用吗？

答：二甲双胍可以和降压药一起服用，但和一些降压药物一起使用时,需密切监测血糖。

目前临床常用降压药物与二甲双胍无药物的相互作用,噻嗪类药物或其他利尿剂、β-受体拮抗剂以及短效的钙通道阻滞剂可抑制胰岛素分泌,降低机体对胰岛素的敏感性,从而使葡萄糖耐量损害,引起血糖升高,临床使用时需密切监测血糖。常用的降压药对糖尿病患者的血糖可能都有一定的影响,一般先选用1种降压药,必要时再逐步增加到2~3种,药物的剂量宜小,以减少不良反应,从而增强降压作用。降压药物首选血管紧张素转换酶抑制剂(angiotension converting enzyme inhibitors,ACEI)、血管紧张素Ⅱ受体拮抗剂(angiotensin Ⅱ receptor antagonist,ARB)。当需要与其他类降压药物联合用药时,也应当以其中之一为基础[111]。同时,二甲双胍偶尔会产生胃肠道的不适症状,降压药和盐酸二甲双胍片尽量不要一同服用,要间隔半小时再服用。

第八十七问　二甲双胍可以和调脂药一起服用吗?

 答:二甲双胍可以和调脂药一起服用。

在药代动力学方面,口服的二甲双胍在体内几乎不与血浆蛋白结合,主要在小肠部分吸收,大部分以原形经肾脏排泄。二甲双胍作为临床首选降糖药物,不但能够减轻氧化应激反应,也能够抑制胆固醇的合成和储存改善脂肪代谢。二甲双胍可显著降低 2 型糖尿病患者的血浆 TG、LDL-C 及 TC 水平,但对 HDL-C 水平改变不明显[112-114]。与调脂药共同服用可产生协同作用,进一步强化对血糖及血脂的共同调节。

 第八十八问　二甲双胍可以和阿司匹林一起服用吗?

 答:二甲双胍可以和阿司匹林一起服用。

阿司匹林与二甲双胍无配伍禁忌,可以一起

服用。在糖尿病伴心血管疾病高危人群中,推荐阿司匹林用于一级预防[115-118]:年龄(男性和女性)≥ 50 岁,并有至少另外 1 项主要危险因素(早发 ASCVD 家族史、高血压、血脂异常、吸烟或慢性肾脏病 / 蛋白尿),且无出血高风险。大剂量阿司匹林具有降血糖作用,从而增强降糖效果,在包括糖尿病患者的大多数临床研究中,阿司匹林的平均剂量为 50~650mg/d,但集中在 100~325mg/d 范围。鲜有证据支持某一种剂量最为有效,用最低剂量会有助于减少不良反应[119]。阿司匹林的合适剂量是 75~150mg/d[8]。

Q 第八十九问　二甲双胍与非降糖药物合用应注意什么?

A 答: 二甲双胍与非降糖药物合用,应注意调整药物剂量、监测血糖等。

(1)下述情况建议密切监测血糖并调整二甲双胍和 / 或相互作用的药物剂量:使用阿米洛利、地高辛、吗啡、普鲁卡因胺、奎尼丁、奎宁、雷尼替丁、氨苯喋啶、甲氧苄啶和万古霉素等经肾小管排泌的阳离子药物,会影响肾功能或二甲双胍分布。

(2)下述情况需密切监测血糖:同时服用噻嗪类药物或其他利尿剂、糖皮质激素、吩噻嗪、甲状腺制剂、雌激素、口服避孕药、苯妥英、烟碱酸、拟交感神经药、钙通道阻滞剂和异烟肼等可引起血糖升高的药物。而在停用这些药物后,要密切注意防止低血糖;合并服用氯磺丙脲的患者在换用二甲双胍的最初两周要密切监测血糖,氯磺丙脲在体内有较长滞留,易发生低血糖。

(3)二甲双胍有增加华法林的抗凝血倾向。

(4)树脂类药物(如苏合香、血竭和乳香等)与二甲双胍合用会减少其吸收。

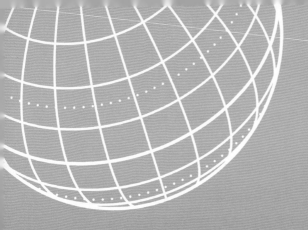

降糖外作用篇

Q **第九十问** 二甲双胍除了降糖,还有哪些作用?

A 答:二甲双胍对代谢相关脂肪性肝病患者的肝脏血清学酶谱及代谢异常均有显著改善;可以提高多囊卵巢综合征患者的雌二醇水平,改善多毛症,改善月经周期,诱导排卵。二甲双胍还具有降低血管通透性和对抗动脉粥样硬化的作用;二甲双胍能改善脂肪合成与代谢,改善血脂谱(主要是改善 TG、LDL-C 及 TC 水平,对 HDL-C 改善作用不明显);此外,二甲双胍还有利于降低 2 型糖尿病患者发生肿瘤的风险。

Q **第九十一问** 二甲双胍对代谢相关脂肪性肝病有何作用?

A 答:研究显示二甲双胍能够改善代谢相关脂肪性肝病的胰岛素抵抗指数、血清肝脏酶学、肝脏炎症、脂肪变性和纤维化。

有研究显示,二甲双胍可以显著改善代谢相关脂肪性肝病[以往称之为非酒精性脂肪性肝病（non-alcoholic fatty liver disease, NAFLD）]患者的胰岛素抵抗指数和血清肝脏酶学[丙氨酸氨基转移酶（alanine aminotransferase, ALT）、天门冬氨酸氨基转移酶（aspartate aminotransferase, AST）]水平,并对肝脏炎症、脂肪变性和纤维化有显著改善作用[120]。此外,二甲双胍还被证实可减轻体重、改善 TG、LDL-C 及 TC 水平,也对代谢相关脂肪性肝病有正向作用。

Q 第九十二问　二甲双胍可以用于治疗多囊卵巢综合征吗?

A 答:可以,但是中国药监部门并未批准二甲双胍用于治疗 PCOS。

国内外应用二甲双胍治疗 PCOS 已有十余年的历史。美国内分泌学会推荐,二甲双胍可作为 PCOS 合并 2 型糖尿病 /IGT 患者,生活方式干预(一线治疗)失败或月经不规则且无法应用避孕药(二线治疗)的情况下的一种治疗药物[121]。AACE/ACE PCOS 临床诊治指南[122]推荐二甲双胍可作为青少年女性 PCOS 单药或联合避孕药和抗雄激素药治疗的一线用药。在偏瘦的青少年女性中,最低日剂量控制在 850mg 即可有效改善 PCOS 症状;在超重和肥胖的青少年女性中,二甲双胍治疗剂量常需要增至 1 500~2 500mg/d。同时,该指南提到,二甲双胍可减轻绝经前 PCOS 妇女的代谢综合征相关症状[123]。

Q 第九十三问 二甲双胍是否具有抗肿瘤作用?

A 答:有研究显示,二甲双胍具有抗肿瘤作用。

糖尿病可能是多种肿瘤,如乳腺癌、胰腺癌、结直肠癌、子宫内膜癌等的危险因素。二甲双胍治疗与乳腺癌、前列腺癌、胰腺癌、直结肠癌和子宫内膜癌等癌症风险降低相关[9]。二甲双胍的抗肿瘤机制十分复杂,其具体机制尚未完全阐明。

Q 第九十四问 二甲双胍是否对甲状腺疾病有影响？

A 答：二甲双胍对甲状腺疾病有影响。

研究显示，二甲双胍可使甲减和亚临床甲减患者的血浆促甲状腺激素（thyrotropin，thyroid stimulating hormone，TSH）水平降低。二甲双胍还能降低甲状腺肿的风险，表现出抗甲状腺肿的作用，此作用与降低 TSH 水平有关[85]。二甲双胍对甲状腺结节也有作用，可使结节体积减小。此外，二甲双胍还能降低甲状腺癌的风险，并抑制甲状腺癌的生长[124]。

Q 第九十五问 二甲双胍是否对帕金森病有影响？

A 答：二甲双胍可能有降低帕金森病的发病风

险,但仍需大样本临床研究证实。

有研究[125]显示,二甲双胍可通过AMPK信号通路激活下游神经干细胞中的非典型蛋白激酶C(atypical protein kinase C,aPKC)-CREP结合蛋白(CREB binding protein,CBP)通路,促进新神经元的生长,或对神经系统损伤有修复作用。研究[126]发现,2型糖尿病患者发生帕金森病的风险是非糖尿病者的2.2倍,其中单独使用磺脲类药物治疗的患者发生帕金森病的风险增加了57%,但磺脲类药物与二甲双胍联用者的风险未见增加。故二甲双胍有可能降低帕金森病风险,但仍需大样本随机对照临床研究来证实。

Q 第九十六问 二甲双胍是否对成骨作用有影响?

A 答:二甲双胍对成骨作用有影响。

二甲双胍通过激活AMPK信号系统促进骨

髓成骨细胞的分化、矿化以及成骨相关基因的表达。二甲双胍在生理糖浓度下有成骨促进作用，并呈剂量依赖性，但在高糖环境下促分化但抑制矿化。糖尿病患者的糖基化终产物（advanced glycation end products，AGEs）和同型半胱氨酸的循环水平增加，直接损害成骨细胞和骨细胞的功能，导致骨形成和骨重建减少。二甲双胍可以明显改善由 AGEs 引起的成骨异常。二甲双胍对间充质干细胞和脂肪干细胞等其他成骨相关细胞有成骨诱导作用[127-129]。

第九十七问　二甲双胍是否对假性黑棘皮病有影响？

答：二甲双胍对假性黑棘皮病有积极影响。

假性黑棘皮病是一种胰岛素抵抗、高胰岛素血症和高雄激素血症的皮肤特征性改变[130,131]。二甲双胍可使细胞的胰岛素受体数目增加，受体的酪氨酸激酶活性增强，促进葡萄糖转运子细胞膜转位,增强肌肉及脂肪组织对葡萄糖的吸收,增加葡萄糖的利用,加强外周组织对糖的无氧酵解,降低和减少肝糖原的异生,抑制肝脏葡萄糖产生,从而提高周围组织对胰岛素的敏感性,改善高胰岛素血症,降低雄激素水平[132,133]。同时可减轻体重和降低 BMI,明显减轻假性黑棘皮病的皮损情况[134]。

Q 第九十八问　二甲双胍是否具有抗衰老作用?

A 答:二甲双胍可能具有潜在的抗衰老作用,但需要积累临床试验证据。

衰老被认为是一种渐进、全身性、低度、慢性和无菌性的炎症过程,伴随着代谢功能逐渐下降[135]。全身的衰老是由各种组织中的衰老细胞决定的。衰老细胞是指已经出现不可逆的生长停滞、功能下降并且具有抵抗凋亡能力的一类细胞,它们可以分泌一些有害因子(包括炎症因子),损伤邻近细胞,甚至诱导邻近的细胞转变为衰老细胞。衰老本身是一个极为复杂的过程,目前被学界普遍关注的一个衰老相关的细胞内信号通路是单磷酸腺苷活化蛋白激酶(AMPK)-雷帕霉素靶蛋白复合体1(mTORC1)通路,其中AMPK可抑制mTORC1。激活AMPK和抑制mTORC1的药物被认为具有潜在的抗衰老作用,而二甲双胍可通过激活AMPK从而抑制mTORC1的活性[136]。

研究显示[137],二甲双胍在细胞水平上可延缓细胞衰老,在动物实验中可延长小鼠等实验动物的寿命。在人体中,二甲双胍可延缓衰老相关性疾病的发生或减少这类疾病的危险因素。因此,二甲双胍可能具有潜在的抗衰老作用,但需要更多高质量临床研究加以证实。

Q 第九十九问 二甲双胍是否可以延长寿命?

A 答:二甲双胍能否延长人类寿命尚未确定。

早在 20 世纪 80 年代,就有人发现双胍类药物具有延长小鼠和大鼠寿命的作用,但当时使用的药物是苯乙双胍和丁双胍[138]。自 2005 年以来,研究显示二甲双胍可延长线虫和小鼠的寿命。然而,二甲双胍对寿命的影响在不同种系、性别的动物中存在差异。值得注意的是,在小鼠实验中能够延长寿命的二甲双胍剂量,是目前临床上常规治疗剂量的 10 倍之多,故二甲双胍可以延长寿命的结论尚不能推导到人类[135-137]。

就 2 型糖尿病患者而言,无法区分寿命的延长是由于血糖控制改善所致的间接效果还是由于特定药物所致的直接效果。有关二甲双胍是否具有独立于降糖疗效之外的延长人类寿命效应,目前尚缺乏大型临床试验的证据。

Q **第一百问　二甲双胍是否影响生活质量?**

A 答:二甲双胍不会影响生活质量。

　　糖尿病及其并发症会对患者的生活质量产生负面影响。在糖尿病患者中进行的研究表明[139],长期应用二甲双胍对患者的生活质量无明显影响。

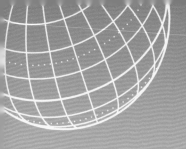

参考文献

1. Clifford J Bailey [美]. 二甲双胍金标准 [M]. 余学锋 , 译 . 上海 : 上海科学技术出版社 , 2009.

2. Roman Ramos R, Lara Lemus A, Alarcon Aguilar F, et al. Hypoglycemic activity of some antidiabetic plants [J]. Arch Med Res, 1992, 23 (3): 105-109.

3. 付炎 , 王于方 , 吴一兵 , 等 . 天然药物化学史话 : 二甲双胍 60 年 - 山羊豆开启的经典降糖药物 [J]. 中草药 , 2017, 48 (22): 4591-4600.

4. Pernicova I, Korbonits M. Metformin--mode of action and clinical implications for diabetes and cancer [J]. Nat Rev Endocrinol, 2014, 10 (3): 143-156.

5. IDF Clinical Guidelines Task Force. Global Guideline for Type 2 Diabetes: recommendations for standard, comprehensive, and minimal care [J]. Diabet Med, 2006, 23 (6): 579-593.

6. Nathan DM, Buse JB, Davidson MB, et al. Management of hyperglycemia in type 2 diabetes: A consensus

algorithm for the initiation and adjustment of therapy: a consensus statement from the American Diabetes Association and the European Association for the Study of Diabetes [J]. Diabetes Care, 2006, 29 (8): 1963-1972.

7. 中华医学会糖尿病学分会. 中国 2 型糖尿病防治指南 (2010 年版)[J]. 中国糖尿病杂志 , 2012, 20 (1): 1-36.

8. 中华医学会糖尿病学分会. 中国 2 型糖尿病防治指南 (2017 年版)[J]. 中华糖尿病杂志 , 2018, 10: 4-67.

9. 母义明 , 纪立农 , 宁光 , 等 . 二甲双胍临床应用专家共识 (2018 年版)[J]. 药品评价 , 2019, 16 (5): 3-15.

10. American Diabetes Association. Standards of Medical Care in Diabetes 2020 [J]. Diabetes Care, 2020, 43 (Suppl 1): S1-S212.

11. Garber AJ, Abrahamson MJ, Barzilay JI, et al. Consensus Statement by the American Association of Clinical Endocrinologists and American College of Endocrinology on The Comprehensive Type 2 Diabetes Management Algorithm-2019 Executive Summary [J]. Endocr Pract, 2019, 25 (1): 69-100.

12. Diabetes Prevention Program Research Group, Knowler WC, Fowler SE, et al. 10-year follow-up of diabetes incidence and weight loss in the Diabetes Prevention Program Outcomes Study [J]. Lancet, 2009, 374 (9702): 1677-1686.

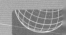

13. Sarabia V, Lam L, Burdett E, et al. Glucose transport in human skeletal muscle cells in culture. Stimulation by insulin and metformin [J]. J Clin Invest, 1992, 90 (4): 1386-1395.

14. Hundal HS, Ramlal T, Reyes R, et al. Cellular mechanism of metformin action involves glucose transporter translocation from an intracellular pool to the plasma membrane in L6 muscle cells [J]. Endocrinology, 1992, 131 (3): 1165-1173.

15. Klip A, Leiter LA. Cellular mechanism of action of metformin [J]. Diabetes Care, 1990, 13 (6): 696-704.

16. Forslund K, Hildebrand F, Nielsen T, et al. Disentangling Type 2 Diabetes and Metformin Treatment Signatures in the Human Gut Microbiota [J]. Nature, 2015, 528 (7581): 262-266.

17. Viollet B, Guigas B, Garcia NS, et al. Cellular and Molecular Mechanisms of Metformin: An Overview [J]. Clin Sci (Lond), 2012, 122 (6): 64-70.

18. Wu H, Esteve E, Tremaroli V, et al. Metformin Alters the Gut Microbiome of Individuals With Treatment-Naive Type 2 Diabetes, Contributing to the Therapeutic Effects of the Drug. Nat Med, 2017, 23 (7): 850-858.

19. Retnakaran R, Choi H, Ye C, et al. Two-year trial of intermittent insulin therapy vs metformin for the preservation of β-cell function after initial short-term intensive insulin induction in early type 2 diabetes [J]. Diabetes

Obes Metab, 2018, 20 (6): 1399-1407.

20. Natalicchio A, Biondi G, Marrano N, et al. Long-Term Exposure of Pancreatic β -Cells to Palmitate Results in SREBP-1C-Dependent Decreases in GLP-1 Receptor Signaling via CREB and AKT and Insulin Secretory Response [J]. Endocrinology, 2016, 157 (6): 2243-2258.

21. Maida A, Lamont BJ, Cao S, et al. Metformin regulates the incretin receptor axis via a pathway dependent on peroxisome proliferator-activated receptor- α in mice [J]. Diabetologia, 2011, 54 (2): 339-349.

22. Retnakaran R, Choi H, Ye C, et al. Two-year trial of intermittent insulin therapy vs metformin for the preservation of β -cell function after initial short-term intensive insulin induction in early type 2 diabetes [J]. Diabetes Obes Metab, 2018, 20: 1399-1407.

23. Top T, Stehouwer C, Philippe Lehert P, et al. Metformin and β -cell Function in Insulin-Treated Patients With Type 2 Diabetes: A Randomized Placebo-Controlled 4. 3-year Trial [J]. Diabetes Obes Metab, 2018, 20 (3): 730-733.

24. Timmins P, Donahue S, Meekeret J, et al. Steady-state Pharmacokinetics of a Novel Extended-Release Metformin Formulation [J]. Clin Pharmacokinet, 2005, 44 (7): 721-729.

25. 何林 , 继英 , 吴正中 , 等 . 两种盐酸二甲双胍制剂的

吸收比较 [J]. 华西药学杂志, 2004, 19 (3): 179-181.

26. Mach MA, Sauer O, Weilemann LS. Experiences of a poison center with metformin-associated lactic acidosis [J]. Exp Clin Endocrinol Diabetes, 2004, 112 (4): 187-190.

27. Wang GS, Hoyte C. Review of Biguanide (Metformin) Toxicity [J]. J Intensive Care Med, 2019, 34 (11-12): 863-876.

28. Ji L, Liu J, Yang J, et al. Comparative effectiveness of metformin monotherapy in extended release and immediate release formulations for the treatment of type 2 diabetes in treatment-naïve Chinese patients: Analysis of results from the CONSENT trial [J]. Diabetes Obes Metab, 2018, 20 (4): 1006-1013.

29. Schwartz S, Fonseca V, Berner B, et al. Efficacy, tolerability, and safety of a novel once-daily extended-release metformin in patients with type 2 diabetes [J]. Diabetes Care, 2006, 29 (4): 759-764.

30. DeFronzo RA, Goodman AM. Efficacy of metformin in patients with non-insulin-dependent diabetes mellitus. The Multicenter Metformin Study Group [J]. N Engl J Med, 1995 (9), 333: 541-549.

31. Ji L, Han P, Wang X, et al. A randomized clinical trial of the safety and efficacy of sitagliptin and metformin co-administered to Chinese patients with type 2 diabetes mellitus [J]. J Diabetes Investig, 2016, 7 (5): 727-736.

32. Ji L, Li H, Guo X, et al. Impact of baseline BMI on glycemic control and weight change with metformin monotherapy in Chinese type 2 diabetes patients: phase IV open-label trial [J]. PLoS One, 2013, 8 (2): e57222.

33. Esposito K, Chiodini P, Bellastella G, et al. Proportion of patients at HbA1c target<7% with eight classes of antidiabetic drugs in type 2 diabetes: systematic review of 218 randomized controlled trials with 78945 patients [J]. Diabetes Obes Metab, 2012, 14 (3): 228-233.

34. 中华医学会内分泌学分会. 口服降糖药中国成人 2 型糖尿病口服降糖药联合治疗专家共识 [J]. 中华内分泌代谢杂志, 2019, 35 (3): 190-199.

35. Marso SP, Daniels GH, Brown-Frandsen K, et al. Liraglutide and cardiovascular outcomes in type 2 diabetes [J]. N Engl J Med, 2016, 375 (4): 311-322.

36. Gerstein HC, Colhoun HM, Dagenais GR, et al. Dulaglutide and cardiovascular outcomes in type 2 diabetes (REWIND): a double-blind, randomised placebo-controlled trial [J]. Lancet 2019, 394 (10193): 121-130.

37. 李延兵, 马建华, 母义明, 等. 2 型糖尿病短期胰岛素强化治疗临床专家指导意见 [J]. 药品评价, 2017, 14 (9): 1-9.

38. American Diabetes Association. standards of medical care in diabetes-2019 [J]. Diabetes Care, 2019, 42 (Suppl 1): S1-S193.

39. Davies MJ, D'alessio DA, Fradkin J, et al. Management of hyperglycemia in type 2 diabetes, 2018. A consensus report by the American Diabetes Association (ADA) and the European Association for the Study of Diabetes (EASD) [J]. Diabetes Care, 2018, 41 (12): 2669-2701.

40. American Diabetes Association. Pharmacologic approaches to glycemic treatment: standards of medical care in diabetes-2018 [J]. Diabetes Care, 2018, 41 (Suppl 1): S73-S85.

41. 周燕波, 陈启荣, 徐光耀. 茶叶成分及其医疗价值 [J]. 中国中医药信息杂志, 1997, 4 (11): 16-18.

42. 江苏新医学院. 中药大辞典 (下册)[M]. 上海 : 上海科技技术出版社, 1986.

43. Meng JM, Cao SY, Wei XL, et al. Effects and Mechanisms of Tea for the Prevention and Management of Diabetes Mellitus and Diabetic Complications: An Updated Review [J]. Antioxidants (Basel), 2019, 8 (6): 170.

44. Fu QY, Li QS, Lin XM, et al. Antidiabetic Effects of Tea [J]. Molecules, 2017, 22 (5): 849.

45. 奚茜, 廖艳, 林殷, 等. 茶解药毒考辩 [J]. 中医杂志, 2017, 58 (1): 79-81.

46. Andersen LW, Mackenhauer J, Roberts JC, et al. Etiology and Therapeutic Approach to Elevated Lactate Levels [J]. Mayo Clin Proc, 2013, 88 (10): 1127-1140.

47. Peretz DI, Mcgregor M, Dossetor JB. Lacticacidosis: A

Clinically Significant Aspect of Shock [J]. Can Med Assoc J, 1964, 90 (11): 673-675.

48. Hendrikx JJ, Lagas JS, Daling R, et al. Severe lactic acidosis in adia-betic patient after ethanol abuse and floor cleaner intake [J]. Basic Clin Phamacol Toxicol, 2014, 115 (5): 472-475.

49. Maki KC, Nieman KM, Schild AL, et al. Sugar-sweetened Product Consumption Alters Glucose Homeostasis Compared With Dairy Product Consumption in Men and Women at Risk of Type 2 Diabetes Mellitus [J]. J Nutr, 2015, 145 (3): 459-466.

50. Gao DF, Ning N, Wang C, et al. Dairy Products Consumption and Risk of Type 2 Diabetes: Systematic Review and Dose-Response Meta-Analysis [J]. PLoS One, 2013, 8 (9): e73965.

51. UK Prospective Diabetes Study (UKPDS) Group. Effect of intensive blood-glucose control with metformin on complications in overweight patients with type 2 diabetes (UKPDS 34)[J]. Lancet, 1998, 352: 854-865.

52. Holman RR, Paul SK, Bethel MA, et al. 10-year follow-up of intensive glucose control in type 2 diabetes [J]. N Engl J Med, 2008, 359 (15): 1577-1189.

53. Kooy A, de Jager J, Lehert P, et al. Long-term effects of metformin on metabolism and microvascular and macrovascular disease in patients with type 2 diabetes

mellitus [J]. Arch Intern Med, 2009, 169 (6): 616-625.

54. Jager JD, Kooy A, Lehert P, et al. Effects of short-term treatment with metformin on markers of endothelial function and inflammatory activity in type 2 diabetes mellitus: a randomized, placebo-controlled trial [J]. J Intern Med, 2005, 257 (1): 100-109.

55. Mather KJ, Verma S, Anderson TJ. Improved endothelial function with metformin in type 2 diabetes mellitus [J]. J Am Coll Cardiol, 2001, 37 (5): 1344-1350.

56. Shishavan MH, Henning RH, Buiten A, et al. Metformin Improves Endothelial Function and Reduces Blood Pressure in Diabetic Spontaneously Hypertensive Rats Independent from Glycemia Control: Comparison to Vildagliptin [J]. Sci Rep, 2017, 7 (1): 10975.

57. Chen C, Kassan A, Castañeda D, et al. Metformin prevents vascular damage in hypertension through the AMPK/ER stress pathway [J]. Hypertens Res, 2019, 42 (7): 960-969.

58. 葛均波, 徐永健, 王辰. 内科学 [M]. 9 版. 北京: 人民卫生出版社, 2018.

59. Weng S, Luo Y, Zhang Z, et al. Effects of metformin on blood lipid profiles in nondiabetic adults: a meta-analysis of randomized controlled trials [J]. Endocrine, 2020, 67 (2): 305-317.

60. Isoda K, Young JL, Zirlik A, et al. Metformin inhibits proinfammatory responses and nuclear factor—kappaB in

human vascular wallcells [J]. Arterioseler Thromb Vasc Biol, 2006, 26 (3): 611-617.

61. Alhaider AA, Korashy HM, Sayed-Ahmed MM, et al. Metformin attenuates streptozotocin-induced diabetic nephropathy in rats through modulation of oxidative stress genes expression. Chem Biol Interact, 2011, 192 (3): 233-242.

62. Louro TM, Matafome PN, Nunes EC, et al. Insulin and metformin may prevent renal injury in young type 2 diabetic goto-kakizaki rats. Eur J Pharmacol, 2011, 653 (1-3): 89-94.

63. Malik F, Mehdi SF, Ali H, et al. Is Metformin Poised for a Second Career as an Antimicrobial？.Diabetes Metab Res Rev, 2018, 34 (4): e2975.

64. Markowicz-Piasecka M, Sadkowska A, Huttunen KM, et al. An investigation into the pleiotropic activity of metformin. A glimpse of haemostasis [J]. Eur J Pharmacol, 2020, 872: 172984.

65. 王旭, 齐艳华. 二甲双胍在眼科的应用前景 [J]. 国际眼科杂志, 2017, 17 (4): 673-676.

66. Chen YY, Shen YC, Lai YJ, et al. Association Between Metformin and a Lower Risk of Age-Related Macular Degeneration in Patients With Type 2 Diabetes [J]. J Ophthalmol, 2019, 2019: 1649156.

67. Out M, Kooy A, Lehert P, et al. Long-term treatment

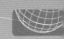

with metformin in type 2 diabetes and methylmalonic acid: Post hoc analysis of a randomized controlled
4. 3year trial [J]. Journal of Diabetes and Its Complications, 2018, 32 (2): 171-178.

68. Lund SS, Tarnow L, Astrup AS, et al. Effect of adjunct metformin treatment in patients with type-1 diabetes and persistent inadequate glycaemic control [J]. A randomized study. PLoS One, 2008, 3 (10): e3363.

69. 中国糖尿病前期临床干预专家组 . 中国糖尿病前期临床干预专家共识 (征求意见稿)[J]. 药品评价 , 2019, 16 (7): 3-12.

70. Eurich DT, Weir DL, Majumdar SR, et al. Comparative safety and effectiveness of metformin in patients with diabetes mellitus and heart failure: systematic review of observational studies involving 34, 000 patients [J]. Circ Heart Fail, 2013, 6 (3): 395-402.

71. Roussel R, Travert F, Pasquet B, et al. Metformin use and mortality among patients with diabetes and atherothrombosis [J]. Arch Intern Med, 2010, 170 (21): 1892-1899.

72. Romero SP, Andrey JL, Garcia-Egido A, et al. Metformin therapy and prognosis of patients with heart failure and new-onset diabetes mellitus. A propensity-matched study in the community [J]. Int J Cardiol, 2013, 166 (2): 404-412.

73. 中华医学会糖尿病学分会 , 中华医学会内分泌学分会 . 中国成人 2 型糖尿病合并心肾疾病患者降糖药物临床应用专家共识 [J]. 中华糖尿病杂志 , 2020, 12 (6): 369-381.

74. Yip TC, Wong VW, Tse YK, et al. Association of metformin use with risk of lactic acidosis in diabetic patients with chronic hepatitis B-related cirrhosis and different degrees of renal and liver impairment [R]. APASL, 2019, Manila. Oral 250.

75. Anthony PP, Ishak KG, Nayak NC, et al. The morphology of cirrhosis: definition, nomenclature, and classification [J]. Bull worId Health Organ, 1977, 55 (4): 521-540.

76. World Health Organization. Global tuberculosis report 2016 [M]. Geneva: WHO Press, 2016.

77. 中华医学会 . 肺结核基层诊疗指南 (2018 年)[J]. 中华全科医师杂志 , 2019, 8 (18): 709-717.

78. Singhal A, Jie L, Komar P, et al. Metformin as adjunct antituberculosis therapy [J]. Sci Transl Med, 2014, 6 (263): 263ra159.

79. Vashisht R, Brahmachari SK. Mefformin as a potential combination therapy with existing front-line antibiotics for Tuberculosis [J]. J Transl Med, 2015, 13: 83.

80. Restrepo BI. Metformin: Candidate host-directed therapy for tuberculosis in diabetes and non-diabetes patients [J]. Tuberculosis (Edinb), 2016, 101S: S69-S72.

81. Foretz M, Guigas B, Viollet B. Understanding the gluco-regulatory mechanisms of metformin in type 2 diabetes

mellitus [J]. Nat Rev Endocrinol, 2019, 15 (10): 569-589.

82. Kheirollahi V, Wasnick RM, Biasin V, et al. Metformin induces lipogenic differentiation in myofibroblasts to reverse lung fibrosis [J]. Nat Commun, 2019, 10 (1): 2987.

83. Yew WW, Chan DP, Chang KC, et al. How does metformin act as a host-directed agent in tuberculosis associated with diabetes mellitus [J] ? . J Thorac Dis, 2020, 12 (3): 1124-1126.

84. Russell SL, Lamprecht DA, Mandizvo T, et al. Compromised Metabolic Reprogramming Is an Early Indicator of CD8 (+) T Cell Dysfunction during Chronic Mycobacterium tuberculosis Infection [J]. Cell Rep, 2019, 29 (11): 3564-3579.

85. Meng X, Xu S, Chen G, et al. Metformin and thyroid disease [J]. Endocrinology, 2017, 233 (1): R43-R51.

86. Krysiak R, Szkrobka W, Okopien B, et al. The effect of metformin on the hypothalamic-pituitary-thyroid axis in patients with type 2 diabetes and subclinical hyperthyroidism [J]. Exp Clin Endocrinol Diabetes, 2015, 123 (4): 205-208.

87. Sanjay K, Sameer A, Deepak K, et al. Thyroid dysfunction and type 2 diabetes mellitus: Screening strategies and implications for management [J]. Diabetes Ther, 2019, 10 (6): 2035-2044.

88. Yerevanian A, Soukas AA. Metformin: Mechanisms

in Human Obesity and Weight Loss [J]. Curr Obes Rep, 2019, 8 (2): 156-164.

89. Lin D, Rein L, Tarima S, et al. The Relationship between Metformin and Obstructive Sleep Apnea [J]. J Sleep Med Disord, 2015, 2 (4): 1027.

90. Ding Y, Jia Y, Song Y, et al. The effect of lansoprazole, an OCT inhibitor, on metformin pharmacokinetics in healthy subjects [J]. Eur J Clin Pharmacol, 2014, 70 (2): 141-146.

91. Kim A, Chung I, Yoon SH, et al. Effects of proton pump inhibitors on metformin pharmacokinetics and pharmacodynamics [J]. Drug Metab Dispos, 2014, 42 (7): 1174-1179.

92. Liu G, Wen J, Guo D, et al. The effects of rabeprazole on metformin pharmacokinetics and pharmacodynamics in Chinese healthy volunteers [J]. J Pharmacol Sci, 2016, 132 (4): 244-248.

93. 李晓黎, 尹影, 李蕊, 等. 转运体介导的二甲双胍药物相互作用研究进展 [J]. 中国现代应用药学, 2019, 36 (13): 1711-1715.

94. Lally J, O'Loughlin A, Stubbs B, et al. Pharmacological management of diabetes in severe mental illness: a comprehensive clinical review of efficacy, safety and tolerability [J]. Expert Rev Clin Pharmacol, 2018, 11 (4): 411-424.

95. Blonde L, Dailey GE, Jabbour SA, et al. Gastrointes-

tinal tolerability of extended-release metformin tablets compared to immediate-release metformin tablets: results of a retrospective cohort study [J]. Curr Med Res Opin, 2004, 20 (4): 565-572.

96. Carter D, Howlett HC, Wiernsperger NF, et al. Differential effects of metformin on bile salt absorption from the jejunum and ileum [J]. Diabetes Obes Metab, 2003, 5 (2): 120-125.

97. Scarpello JH, Hodgson E, Howlett HC. Effect of metformin on bile salt circulation and intestinal motility in type 2 diabetes mellitus [J]. Diabet Med, 1998, 15 (8): 651-656.

98. Wright AD, Cull CA, Macleod KM, et al. Hypoglycemia in Type 2 diabetic patients randomized to and maintained on monotherapy with diet, sulfonylurea, metformin, or insulin for 6 years from diagnosis: UKPDS73 [J]. J Diabetes Complications, 2006; 20 (6): 395-401.

99. Yang W, Cai XL, Wu H, et al. Associations between metformin use and vitamin B_{12} level, anemia and neuropathy in patients with diabetes: A meta-analysis [J]. J Diabetes, 2019, 11 (9): 729-743.

100. 李萌, 纪立农. 二甲双胍在 2 型糖尿病患者中的安全性 [J]. 中国糖尿病杂志, 2014, 22 (4): 289-292.

101. 胡斌, 臧璞, 郭展宏, 等. 维生素 B_{12} 与糖尿病的相关性研究进展 [J]. 医学研究生学报, 2019, 32 (3): 303-306.

102. Sugawara K, Okada Y, Hirota YS, et al. Relation between metformin use and vitamin B12 status in patients with type 2 diabetes in Japan [J]. J Diabetes Investig, 2020, 11 (4): 917-922.

103. Hsu CC, Wahlqvist ML, Lee MS, et al. Incidence of dementia is increased in type 2 diabetes and reduced by the use of sulfony—lureas and metformin [J]. J Alzheimers Dis, 2011, 24 (3): 485-493.

104. Cheng C, Lin CH, Tsai YW, et al. Type 2 diabetes and antidia-betic medications in relation to dementia diagnosis. J Gerontol A Sol Sci Med Sci, 2014, 69 (10): 1299-1305.

105. de Jager J, Kooy A, Lehert P, et al. Long term treatment with metformin in patients with type 2 diabetes and risk of vitamin B-12 deficiency: randomised placebo controlled trial. BMJ, 2010, 340: c2181.

106. Faure M, Bertoldo MJ, Khoueiry R, et al. Metformin in reproductive biology [J]. Front Endocrinol (Lausanne), 2018, 9: 675.

107. Krysiak R, Drosdzol-Cop A, Skrzypulec-Plinta V, et al. Sexual functioning and depressive symptoms in women with diabetes and prediabetes receiving metformin therapy: a pilot study [J]. Experimental and Clinical Endocrinology & Diabetes, 2017, 125 (1): 42-48.

108. Rey-Valzacchi GJ, Costanzo PR, Finger LA, et al. Addition

of metformin to sildenafil treatment for erectile dysfunction in eugonadal nondiabetic men with insulin resistance. A prospective, randomized, double-blind pilot study [J]. J Androl, 2012, 33 (4): 608-614.

109. 中华医学会妇产科学分会内分泌学组及指南专家组 . 多囊卵巢综合征中国诊疗指南 [J]. 中华妇产科杂志 , 2018, 53 (1): 2-6.

110. Xu Y, Wu Y, Huang Q. Comparison of two insulin sensitizers, metformin and myo-inositol, in women with polycystic ovary syndrome (PCOS)[J]. Arch Gynecol Obstet, 2017, 296 (4): 661-677.

111. 中国医师协会心血管内科医师分会 , 中国医师协会高血压专业委员会 . 高血压合并 2 型糖尿病患者的血压控制专家指导意见 (2013 年版)[J]. 中华高血压杂志 , 2013, 23 (6): 522-525.

112. Ma J, Liu LY, Wu PH, et al. Comparison of metformin and repaglinide monotherapy in the treatment of new onset type 2 diabetes mellitus in China [J]. J Diabetes Res, 2014, 2014: 294017.

113. Wang H, Ni Y, Yang S, et al. The effects of gliclazide, metformin, and acarbose on body composition in patients with newly diagnosed type 2 diabetes mellitus [J]. Curr Ther Res Clin Exp, 2013, 75: 88-92.

114. Sin HY, Kim JY, Jung KH. Total cholesterol, high density lipoprotein and triglyceride for cardiovascular disease in

elderly patients treated with metformin [J]. Arch Pharm Res, 2011, 34 (1): 99-107.

115. Mongraw-Chaffin ML, Peters SAE, Huxley RR, et al. The sex-specific association between BMI and coronary heart disease: a systematic review and meta-analysis of 95 cohorts with 1. 2 million participants [J]. Lancet Diabetes Endocrinol, 2015, 3 (6): 437-449.

116. Peters SA, Huxley RR, Woodward M. Diabetes as risk factor for incident coronary heart disease in women compared with men: a systematic review and meta-analysis of 64 cohorts including 858, 507 individuals and 28, 203 coronary events [J]. Diabetologia, 2014, 57 (8): 1542-1551.

117. Kalyani RR, Lazo M, Ouyang P, et al. Sex differences in diabetes and risk of incident coronary artery disease in healthy young and middle-aged adults [J]. Diabetes Care, 2014, 37 (3): 830-838.

118. Backholer K, SAE P, Bots SH, et al. Sex differences in the relationship between socioeconomic status and cardiovascular disease: a systematic review and meta-analysis [J]. J Epidemiol Community Health, 2017, 71 (6): 550-557.

119. Lotrionte M, Biasucci LM, Peruzzi M, et al. Which aspirin dose and preparation is best for the long-term prevention of cardiovascular disease and cancer？

Evidence from a systematic review and network meta-analysis [J]. Prog Cardiovasc Dis, 2016, 58 (5): 495-504.

120. Fruci B, Giuliano S, Mazza A, et al. Nonalcoholic fatty liver: a possible new target for type 2 diabetes prevention and treatment [J]. Int J Mol Sci, 2013, 14 (11): 22933-22966.

121. Legro RS, Arslanian SA, Ehrmann DA, et al. Diagnosis and treatment of polycystic ovary syndrome: an Endocrine Society clinical practice guideline [J]. J Clin Endocrinol Metab, 2013, 98 (12): 4565-4592.

122. Goodman NF, Cobin RH, Futterweit W, et al. American Association of Clinical Endocrinologists, American College of Endocrinology, and Androgen Excess and PCOS society disease clinical review: guide of the best practices in the evaluation and treatment of polycystic ovary syndrome-part 1 [J]. Endocr Pract, 2015, 21: 1291-1300.

123. Goodman NF, Cobin RH, Futterweit W, et al. American Association of Clinical Endocrinologists, American College of Endocrinology, and Androgen Excess and PCOS society disease clinical review: guide of the best practices in the evaluation and treatment of polycystic ovary syndrome-PART 2 [J]. Endocr Pract, 2015, 21 (11): 1415-1426.

124. Ittermann T, Markus MR, Schipf S, et al. Metformin inhibits goitrogenous effects of type 2 diabetes [J]. Eur J

Endocrinol, 2013, 169 (1): 9-15.

125. Jing Wang, Denis Gallagher, Loren M, et al. Metformin Activates an Atypical PKC-CBP Pathway to Promote Neurogenesis and Enhance Spatial Memory Formation [J]. Cell Stem Cell, 2012, 11 (1): 23-35.

126. Mark L W, Meei-Shyuan L, Chih-Cheng H, et al. Metformin-inclusive sulfonylurea therapy reduces the risk of Parkinson's disease occurring with Type 2 diabetes in a Taiwanese population cohort [J]. Parkinsonism Relat-Disord, 2012, 18 (6): 753-758.

127. 刘畅, 刘亭亭, 嫪婧, 等. 二甲双胍对骨代谢的影响 [J]. 中华骨质疏松和骨矿盐疾病杂志, 2019, 12 (5): 532-537.

128. Gu Q, Gu Y, Yang H, et al. Metformin Enhances Osteogenesis and Suppresses Adipogenesis of Human Chorionic Villous Mesenchymal Stem Cells [J]. Tohoku J Exp Med, 2017, 241 (1): 13-19.

129. Bahrambeigi S, Yousefi B, Rahimi M, et al. Metformin; an old antidiabetic drug with new potentials in bone disorders [J]. Biomed Pharmaco-ther, 2019, 109: 1593-1601.

130. 沈山梅, 朱大龙, 田成功, 等. 二甲双胍对假性黑棘皮病胰岛素抵抗及高胰岛素血症的作用 [J]. 中华内分泌代谢杂志, 2001, 10 (5): 285-286.

131. Gilkison C, Stuart CA. Assessement of patients

with acanthosis nigricans skin lesi on for hyperin-sulinia, insulin resistance and diabetes [J]. Nurse Pract, 1992, 17 (2): 26-32.

132. Anfosso F, Chomiki N, Alessi MC, et al. Plasminogen activat or inhibitor-1 synthesis in the human hepat oma cell line HEPG2: Metformin inhibits the stimulating effect of insulin [J]. J Clin Invest, 1993, 91 (5): 2185-2191.

133. Diamanti-Kandarakise E, Kouli C, Tsianateli T, et al. Therapeutic effects of metformin on insulin resist-ance and hyperandrogenism in polycysti covary syndrome [J]. Eur J Endocrinol, 1988, 138 (3): 269-274.

134. 姚文华, 卢丹, 王清, 等. 二甲双胍对 IGT 伴黑棘皮病肥胖青少年体重、血糖、血脂及胰岛素水平的影响 [J]. 中华内分泌代谢杂志, 2001, 10 (5): 287-288.

135. 齐赫, 刘亭亭, 李国荣. 二甲双胍延长寿命的作用及其作用机制 [J]. 中国临床药理学与治疗学, 2012, 17 (11): 1295-1301.

136. Nir B, Jill PC, Stephen BK, et al. Metformin as a tool to target aging [J]. Cell metab, 2016, 23 (6): 1060-1065.

137. Hartmut HG, Oliver ML. Metformin and aging: A review [J]. Gerontology, 2019, 65 (6): 581-590.

138. Dilman VN, Anisimov VN. Efect of treatment with phenformin, dyphenyl-hydantoin or l-DOPA on life span and tumor incidence in C3H/Sn mice [J]. Gerontol-ogy, 1980, 26 (5): 241-246.

139. UK Prospective Diabetes Study Group. Quality of life in type 2 diabetic patients is affected by complications but not by intensive policies to improve blood glucose or blood pressure control (UKPDS 37)[J]. Diabetes Care, 1999, 22 (7): 1125-1136.

48